D1735702

Existenzgründung kompakt

Orientierungs- und Entscheidungshilfe
bei der Gründung einer Tierarztpraxis

Existenzgründung kompakt

Orientierungs- und Entscheidungshilfe bei der Gründung einer Tierarztpraxis

Dirk Brennecke, Franc Münow

VSV

Veterinärspiegel Verlag GmbH
Ifenpfad 2-4 · 12107 Berlin

E-Mail: info@vsv-online.eu
www.vsv-online.eu
www.vsvakademie.de

Bibliografische Information der Deutschen Bibliothek
Die Deutsche Bibliothek verzeichnet diese Publikation in der Deutschen Nationalbibliografie;
detaillierte bibliografische Daten sind im Internet über http//dnd.ddb.de abrufbar.

© 2008 Veterinärspiegel Verlag GmbH, Berlin

ISBN 978-3-86542-012-1

Dieses Werk ist urheberrechtlich geschützt. Die dadurch begründeten Rechte, insbesondere die der Übersetzung, des Nachdrucks, des Vortrages, der Entnahme von Abbildungen und Tabellen, der Funksendung, der Mikroverfilmung oder der Vervielfältigung auf anderen Wegen und der Speicherung in Datenverarbeitungsanlagen, bleiben, auch bei nur auszugsweiser Verwertung, vorbehalten. Eine Vervielfältigung dieses Werkes oder von Teilen dieses Werkes ist auch im Einzelfall nur in den Grenzen der gesetzlichen Bestimmungen des Urheberrechtsgesetzes der Bundesrepublik Deutschland vom 9. September 1965 in der Fassung vom 24. Juni 1985 zulässig. Sie ist grundsätzlich vergütungspflichtig. Zuwiderhandlungen unterliegen den Strafbestimmungen des Urheberrechtsgesetzes.

Einbandgestaltung: Schröders Agentur, Berlin
Satz: Schröders Agentur, Berlin
Gesamtherstellung: NEUN PLUS I GmbH, Berlin

Printed in Germany   Gedruckt auf chlorfrei gebleichtem Papier

Inhaltsverzeichnis

Geleitwort

Liebe Kolleginnen und Kollegen,

als sich mein Vater im Jahre 1932 als praktizierender Tierarzt niedergelassen hat, bestanden die Arbeitsschwerpunkte in der Pferde-, Rinder- und Schweinepraxis sowie der Fleischbeschau. Im Jahre 1969 habe ich die Praxis von meinem Vater übernommen und den Aufbau des Kleintierbereichs forciert. Die Konzentration auf den Kleintierbereich führte 1977 zur Aufgabe der Großtierpraxis und zur Spezialisierung auf die Behandlung von Kleintieren. Im Jahre 2001 ist mein Sohn in die Praxis eingestiegen und damit wird die Praxis mittlerweile seit 75 Jahren und nunmehr in der dritten Generation geführt.

Mit diesem geschichtlichen Ausflug möchte ich dokumentieren, dass sich das tierärztliche Anforderungsprofil im Laufe der Zeit durchaus ändern kann. Doch die Notwendigkeit auch als Tierärztin oder Tierarzt betriebswirtschaftlich zu denken bleibt bestehen. Dies gilt für die Existenzgründung ebenso wie für den laufenden Praxisbetrieb. Aus diesem Grund habe ich schon im Jahre 2004 die Schaffung einer Wirtschaftsberatung, die sich ausschließlich mit den unternehmerischen Belangen des tierärztlichen Berufsstandes beschäftigt, unterstützt.

Aus meiner Sicht ist dieses Buch ein sinnvoller Beitrag, um die ohnehin spärlich gesäte betriebswirtschaftliche Literatur rund um den Unternehmer Tierarzt zu ergänzen und wertvolle Hilfestellung auf dem Weg in die Selbständigkeit zu leisten.

Bramsche, den 20. 10. 2007   Dr. Heinrich Grußendorf

Vorwort

Liebe Leserinnen und liebe Leser,
dieses Buch führt Sie chronologisch und Schritt für Schritt durch die einzelnen Phasen der tierärztlichen Existenzgründung. Oftmals erweist sich die Konzeptions- und Planungsphase vor der eigentlichen Aufnahme des Praxisbetriebes als besonders schwierig, da sich die gründungswilligen Tierärztinnen und Tierärzte mit all ihrem Idealismus dem Beruf des Tierarztes verschrieben haben. Da erscheint es nur allzu verständlich, wenn man den Tag der Praxiseröffnung herbeisehnt, um die Tiermedizin anzubieten zu können, die den eigenen Vorstellungen entspricht.

Man selbst hat eine Menge tiermedizinisches Fachwissen erworben und muss sich nunmehr mit dem nahezu unbekannten und damit ungeliebten Themengebiet Betriebswirtschaft auseinandersetzen. Häufig treffen hierbei Welten aufeinander. Mit Hilfe dieses Buches wollen wir Sie beim Eintauchen in die Welt der Betriebswirtschaft unterstützen und Ihnen einen roten Faden an die Hand geben, der Ihnen die systematische Erarbeitung eines aussagefähigen und vor allem tragfähigen Geschäftsplans erleichtert.

Ebenso möchten wir Sie auf die staatlichen Fördermöglichkeiten aufmerksam machen, die sowohl bei der Existenzgründungsberatung als auch beim Existenzaufbau bzw. bei der Existenzsicherung in der Nachgründungsphase in Anspruch genommen werden können, wenn das Gründungsvorhaben durch qualifizierte Berater begleitet wird. Oftmals sind diese Fördermöglichkeiten nicht bekannt und werden deshalb nicht in Anspruch genommen.

Wir wünschen Ihnen viel Glück und viel Erfolg bei der Realisierung Ihrer Geschäftsidee!

Osnabrück, den 25. 10. 2007

Dirk Brennecke
Franc Münow

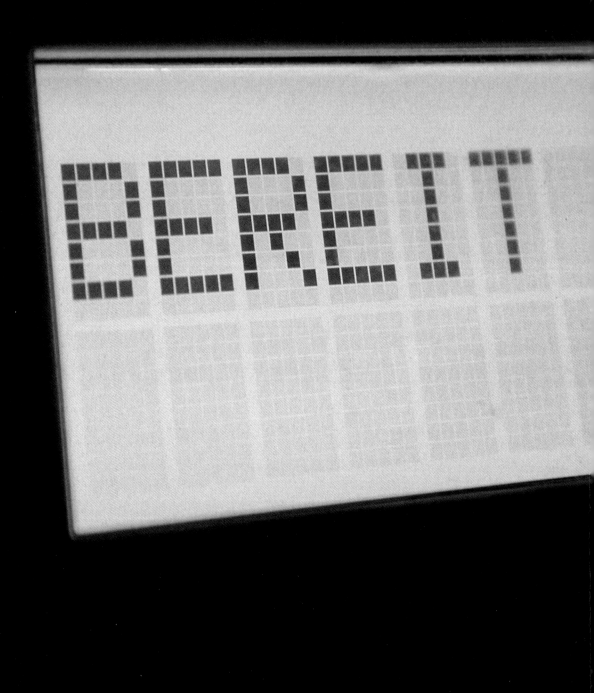

Kapitel 1

Einleitung

Existenzgründungen sind insbesondere dann erfolgreich, wenn sie sorgfältig durchdacht und geplant werden. Dies gilt umso mehr, wenn die Selbständigkeit in einem Beruf angestrebt wird, in dem zunehmender Konkurrenzdruck herrscht.

Auch für den facettenreichen Beruf des Tierarztes gilt eine verschärfte Wettbewerbssituation, die sich in der stetig steigenden Anzahl der Tierärztinnen und Tierärzte widerspiegelt. Ein weiteres Indiz für die ungebrochene Attraktivität des Studiums der Veterinärmedizin sind die von der Zentralen Vergabestelle für Studienplätze (ZVS) veröffentlichten Zahlen zum Wintersemester 2007/2008. Demzufolge kommen auf einen Studienplatz im Bereich Tiermedizin rund 5,5 Bewerber.

Zudem ist das tierärztliche Anforderungsprofil einem stetigen Wandel unterworfen, der nicht zuletzt durch zunehmende Spezialisierung gekennzeichnet ist.

Für die Niederlassung als Tierärztin oder Tierarzt in eigener Praxis ist kein „Unternehmerführerschein" erforderlich. Anders als bei Humanmedizinern ist weder eine Assistenzzeit gefordert noch gibt es eine staatliche Kontrolle über die Anzahl der zugelassenen Tierarztpraxen bzw. den Niederlassungsstandort.

Gleichwohl muss nach dem betriebswirtschaftlichen Rüstzeug gefragt werden, welches für eine erfolgreiche Praxisführung notwendig ist. Schule, Studium der Veterinärmedizin, Staatsexamen, Assistentenzeit, Niederlassung und Ausübung des tierärztlichen Berufes sind die typischen Stationen einer tierärztlichen Laufbahn. Das Fach „betriebswirtschaftliche Praxisführung" kommt jedoch als Pflichtbestandteil in keinem Lehrplan vor, obwohl der niedergelassene Tierarzt freiberuflicher Unternehmer in einem medizinischen Service- und Dienstleistungssektor ist.

Dieser Sonderband zum Thema Existenzgründung soll eine Orientierungs- und Entscheidungshilfe unter Berücksichtigung der wichtigen Belange geben, die mit der Gründung des „Unternehmens" Tierarztpraxis zusammenhängen.

Bedenkt man, dass insbesondere in der Existenzgründungsphase der Grundstein für die Tätigkeit in eigener Praxis gelegt wird und in dieser Zeit begangene Fehler ihre Wirkung oftmals über mehrere Jahre oder schlimmstenfalls über die gesamte Selbständigkeit entfalten können, so ist ein erheblicher Nachholbedarf hinsichtlich der Vermittlung betriebswirtschaftlicher Grundkenntnisse zu erkennen.

In einem härter werdenden Wettbewerb ist es sinnvoll, dass schon bei Aufnahme der tierärztlichen Tätigkeit der Blick für das vielfach ungeliebte, aber dennoch so wichtige Fach der Betriebswirtschaftslehre geschärft ist und ökonomische Denkweisen verinnerlicht werden.

Im Folgenden wird zu Gunsten der besseren Lesbarkeit auf die Unterscheidung zwischen Tierärztin und Tierarzt verzichtet. Statt dessen wird, soweit nicht anders ausgeführt, der Begriff Tierarzt geschlechtsneutral verwendet.

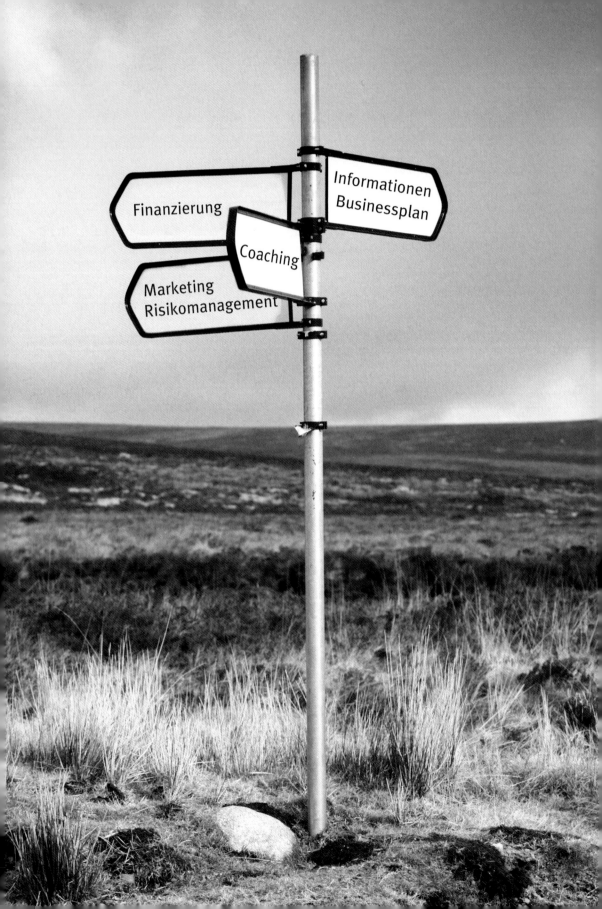

Kapitel 2

Phasen der tierärztlichen Existenzgründung

Der Weg in die Selbständigkeit ist keine Entscheidung,
die von heute auf morgen aus dem Bauch heraus getroffen werden
kann. Der Prozess von der eigentlichen Entscheidung zugunsten
der Selbständigkeit über die Entwicklung der Geschäftsidee bis zur
Eröffnung der Praxis kann mehrere Monate oder sogar mehrere
Jahre in Anspruch nehmen.

Die grundsätzlichen Überlegungen zur tierärztlichen Existenzgründung werden in chronologischer Reihenfolge anhand eines
Phasenmodells dargestellt, wobei sich die Reihenfolge ändern
kann oder die Übergänge fließend sein können.

Phase I

Vorgründungsphase

Phase II

Gründungsphase

Aktivitäten		**Informationsbeschaffung**	**Planung und Konzeption**
	• Persönliche Ziele festlegen • Abschätzung von Chancen und Risiken • Fachliche und persönliche Voraussetzungen klären (Identifikation von Stärken und Schwächen) • Grundsätzliche Gedanken zur Form der Ausübung des Tierarztberufes	• Informationsquellen identifizieren und nutzen • Ablaufplan erstellen • Berater auswählen • Markt und Wettbewerb analysieren • Standort analysieren • Preisspielraum prüfen • Projekt rechtlich strukturieren	• Unternehmensphilosophie festlegen • Strategisches Praxismanagement • Operatives Praxismanagement • Investitionsbedarf ermitteln • Fördermittel recherchieren • Finanzierung planen • Umsatz- und Kostenplan aufstellen • Liquidität planen • Sicherheiten suchen • Risikomanagement konzipieren • Businessplan formulieren
Ergebnisse	• Entschluss zur Selbständigkeit • Grobprüfung der Geschäftsidee	• Ergebnis Marktanalyse • Ergebnis Standortanalyse	• Businessplan

Tabelle 2.1: Phasen der tierärztlichen Existenzgründung

Phase III

Start und Frühentwicklungsphase

Umsetzung/Realisierung

- Entscheidungen vorbereiten
- Abstimmung mit den Beratern
- Bankgespräche führen
- Praxisräume auswählen (Miete oder Kauf)
- Lieferanten ansprechen
- Infrastruktur und Logistik sichern
- Einrichtung, Geräte, Medikamente und Verbrauchsmaterial bestellen
- Firma anmelden
- Marketing und PR vorbereiten
- Personal rekrutieren
- EDV einrichten
- Eröffnungstermin festlegen
- Eröffnung planen

- Eröffnung der Praxis
- Kunden informieren
- Presse informieren
- Aufnahme der Praxistätigkeit
- Bücher führen
- Entwicklung kontrollieren

- Entwicklung der Praxisstruktur
- Verträge
- Finanzierungskonzept

- Leistungserbringung
- Teilnahme am Marktgeschehen

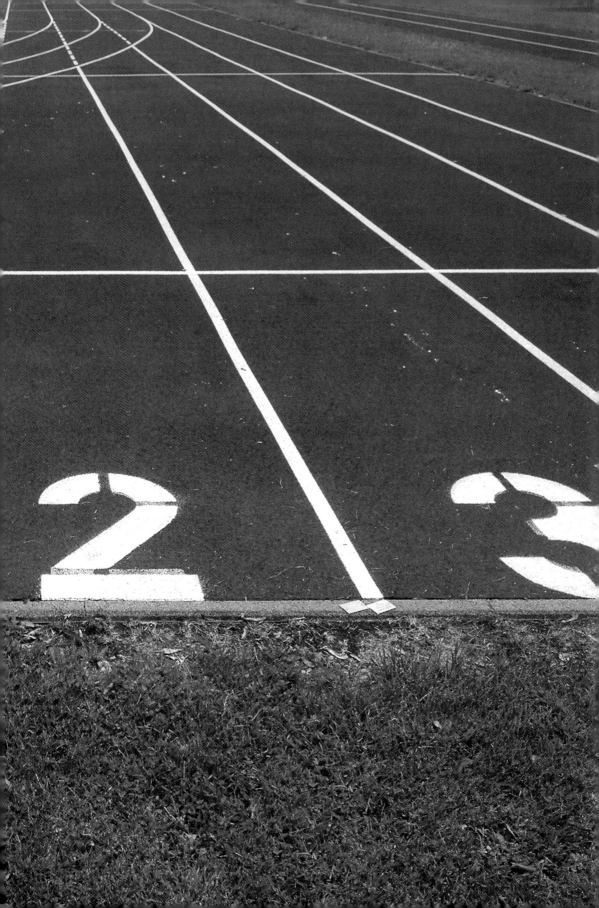

Kapitel 3

Vorgründungsphase

Dreh- und Angelpunkt in der Vorgründungsphase ist die Person des Gründers. Am Anfang steht der Wunsch nach der eigenen Praxis, der unterschiedlich motiviert sein kann:

▸ Wunsch nach Eigenständigkeit und Unabhängigkeit

▸ Selbstverwirklichung

▸ Nachfolgeplanung in der eigenen Familie

▸ günstige Gelegenheit zum Praxiskauf

▸ höhere Verdienstmöglichkeiten

▸ Unzufriedenheit im eigenen Arbeitsverhältnis (monotones Arbeiten, schlechtes Betriebsklima, autoritäre Vorgesetzte, etc.)

▸ Existenzgründung aus der Arbeitslosigkeit

▸ berufliche und soziale Anerkennung.

Schon zu Beginn muss jedem Tierarzt klar sein, dass im Falle der unternehmerischen Selbständigkeit Entscheidungen niemals nur seine eigene Person betreffen. Es wird nicht nur das Vertrauen der Patientenbesitzer beansprucht. Vielmehr vertrauen ihm auch finanzierende Banken, Vermieter, Lieferanten, Mitarbeiter und nicht zuletzt die eigene Familie. Demzufolge ist die Entscheidung pro oder contra Selbständigkeit immer in dem Bewusstsein zu treffen, dass alle anderen darauf angewiesen sind, dass neben dem heilkundlichen auch der betriebswirtschaftliche Teil beherrscht wird.

3.1 Stärken- und Schwächenanalyse

Sofern die Bereitschaft zur Gründung vorliegt, beginnt das Abwägen von **Chancen und Risiken**, die die Selbständigkeit mit sich bringen kann. Die Chancen sind vergleichbar mit den Beweggründen, die zur Existenzgründung motivieren.

Ebenso wichtig ist auch die Identifikation von Risiken, die für das Scheitern der tierärztlichen Selbständigkeit verantwortlich sein können. Als Gründe für Insolvenzen dokumentieren zahlreiche Studien, u. a. des Bundesministeriums für Wirtschaft und Arbeit immer wieder dieselben Ursachen:

- Finanzierungsmängel
  - Unterschätzung des Kapitalbedarfs
  - schlechtes Finanzierungskonzept
  - Zahlung eines zu hohen Kaufpreises
- Informationsdefizite
  - mangelnde Kenntnis des Marktes
  - Unterschätzung des Wettbewerbs
  - schlechte Wahl des Standortes
- Qualifikationsmängel
  - mangelhafte kaufmännische Kenntnisse
  - kein unternehmerisches Denken
- Planungsmängel
  - strategische Ziele werden nicht verfolgt oder eingehalten
  - überhaupt kein oder kein effizientes Controllingsystem
- Familienprobleme
  - hohe Arbeitsbelastung
  - unsicheres Einkommen
- Überschätzung der Betriebsleistung
  - Umsätze fallen geringer aus als erwartet
  - Kosten sind höher als erwartet
- Äußere Einflüsse (nicht vom Gründer zu verantworten)
  - Änderungen des Kundenverhaltens
  - sinkende Kaufkraft in der Zielgruppe.

Diese Untersuchungen machen deutlich, dass die Existenzgründung mit der Person des Gründers steht oder fällt. Lediglich im Falle der äußeren Einflüsse handelt es sich nicht um Faktoren, die vom Gründer selbst zu beeinflussen sind.

Mit der Existenzgründung wird die Selbständigkeit angestrebt. In der Konsequenz bedeutet dies, dass nunmehr Entscheidungen vorbereitet und getroffen werden müssen, die entweder noch nie, oder die bis dahin vom ehemaligen Arbeitgeber getroffen wurden. Man wird nun mit viel Neuem konfrontiert – der Gründer ist auf dem Weg zum Unternehmer und zur Führungskraft. Dieses entscheidende Kriterium wird sehr oft unterschätzt. Es ist daher von besonderer Bedeutung, dass der Gründer sich selbstkritisch hinterfragt, ob er das „Zeug zum Unternehmer" hat.

Hierzu ist es sinnvoll, dass eine individuelle Stärken- und Schwächenanalyse durchgeführt wird. Dazu sollten die Stärken und Schwächen des Gründers möglichst objektiv und realistisch dargestellt werden. Im Wesentlichen geht es darum zu erkennen, was für eine Existenzgründung spricht wie z. B. die fachliche Qualifikation oder bereits vorhandene Führungserfahrung. Ebenso ist zu untersuchen, was gegen die Selbständigkeit spricht und welche Defizite es ggf. auszugleichen gilt. Hilfreich ist zudem die Einschätzung von Freunden und Bekannten, die den Gründer ebenfalls anhand des Stärken- und Schwächenprofils einschätzen und beurteilen können.

In diesem Zusammenhang ist die persönliche **Stärken- und Schwächenanalyse** als Sollbruchstelle zu verstehen. Nur bei einem positiven Ergebnis sollte sich der Gründer ernsthaft mit der eigentlichen Geschäftsidee und den verschiedenen Gründungsalternativen auseinandersetzen.

Bei den Überlegungen zum Grobkonzept sind die verschiedenen Gründungsalternativen abzuwägen, d. h. es sind folgende Fragestellungen zu beantworten:

▹ Allein oder mit einem oder mehreren Partnern?
▹ Neugründung oder Praxisübernahme oder Kauf eines Gesellschaftsanteils?
▹ Einstieg in ein Franchisesystem?

3.2 Formen der tierärztlichen Berufsausübung

Traditionell ist die deutsche Tierärzteschaft in Einzelpraxen organisiert, d. h. praktizierende Tierärzte sind in rund 75 % in Einzelpraxen tätig. Lediglich rund 25 % der praktizierenden Tierärzte sind in Gemeinschaftspraxen oder Gruppenpraxen/Praxisgemeinschaften organisiert. Bei der gemeinschaftlichen Berufsausübung dominieren die Gemeinschaftspraxen eindeutig gegenüber den Gruppenpraxen/Praxisgemeinschaften.

Bei den Begriffen Gemeinschaftspraxis, Gruppenpraxis oder Praxisgemeinschaft handelt es sich nicht um zivilrechtliche Rechtsformen, sondern um Begriffe, die lediglich in den Berufsordnungen der Tierärzte-, Ärzte- und Zahnärztekammern erwähnt werden und die in den Kammer- und Heilberufsgesetzen erwähnte „gemeinsame Berufsausübung" definieren.

Demnach beziehen sich die vorstehend genannten Begriffe nur auf die Art und Weise der Zusammenarbeit und nicht etwa auf rechtliche oder steuerliche Aspekte.

Den Vorteilen der tierärztlichen Berufsausübung als Einzelpraktiker stehen auch Nachteile gegenüber, die gleichzeitig als Vorteile der gemeinschaftlichen Berufsausübung zu verstehen sind.

Als Argumente für eine gemeinschaftliche Berufsausübung z. B. in einer Gemeinschaftspraxis kommen größeres medizinisches Know-how, bessere Geräteausstattung, bessere diagnostische und therapeutische Maßnahmen zum Tragen. Darüber hinaus verbindet der Patientenbesitzer hiermit bessere Erreichbarkeit und geringere Wartezeiten. Hinzu kommen besser gestaltbare Rahmenbedingungen, Vertretungsmöglichkeiten, Fort- und Weiterbildungen sowie Familienplanung.

Neben der Frage, ob der tierärztliche Beruf allein oder mit einem oder mehreren Partnern ausgeübt werden soll, stellt sich die Frage der Praxisneugründung oder der Praxisübernahme. Existenzgründer müssen zwischen den einzelnen Möglichkeiten differenzieren und Vor- und Nachteile gegeneinander abwägen.

Bei der **Betriebsneugründung** startet der Existenzgründer bei null. Der komplette Praxisbetrieb muss errichtet werden und Erfahrungswerte aus der Vergangenheit existieren ebenso wenig wie ein Kundenstamm oder Lieferantenbeziehungen.

Im Falle der Neugründung muss der Markt erschlossen und Beziehungen zu Kunden und Lieferanten aufgebaut werden. Zusätzlich ist ein Stamm von Mitarbeitern zu rekrutieren und

Formen tierärztlicher Berufsausübung

Einzelpraxis	Gemeinschaftspraxis	Gruppenpraxis/ Praxisgemeinschaft
• Eigener Herr • Kein Abstimmungsbedarf mit Partnern • Persönlicher Arbeitsaufwand kommt dem Tierarzt direkt zugute und nicht etwa den weniger produktiven Partnern • Keine Apothekengesellschaft erforderlich • Beständigkeit seitens des behandelnden Arztes im Umgang mit Patienten und Patientenbesitzern	• Tierärzte arbeiten auf gemeinsame Rechnung • Zusammenarbeit erfolgt in allen Bereichen • fachliche Zusammenarbeit • gegenseitige Vertretungen • Praxis stellt eine Einheit dar ▶ Abrechnung der Behandlungsfälle obliegt dem jeweils behandelnden Tierarzt	• jeder Tierarzt arbeitet auf eigene Rechnung • Zusammenarbeit erfolgt nur in Teilbereichen • fachliche Zusammenarbeit • gegenseitige Vertretungen • gemeinsame Nutzung von Praxiseinrichtungen • Gerätegemeinschaften • gemeinsamer Einkauf • gemeinsame Beschäftigung von tierärztlichen Mitarbeitern und Hilfspersonal ▶ Abrechnung der Behandlungsfälle obliegt dem jeweils behandelnden Tierarzt
• Rechtsform ist i. d. R. das Einzelunternehmen • Ein-Mann-Tierarzt-GmbH ist derzeit noch selten	• Rechtsform ist i. d. R. Gesellschaft bürgerlichen Rechts • derzeit noch selten ist die Tierarzt-GmbH	• Rechtsform ist i. d. R. Gesellschaft bürgerlichen Rechts

Tabelle 3.1: Formen der tierärztlichen Berufsausübung

die Praxis ist als Marke zu etablieren, um die eigene Marktposition zu festigen. Der Gründer muss den finanziellen Aufwand voll erbringen, jedoch kann niemand die Entwicklung und den Erfolg vorhersagen. Es kann vorkommen, dass insbesondere in der Anfangsphase eine längere Durststrecke zu überwinden ist. Im Allgemeinen wird diese Phase als „Nur-Kosten-Phase" bezeichnet. Obwohl bei dieser Gründungsform das Gründungsrisiko besonders hoch ist, da alle Planungswerte letztlich auf Schätzungen basieren, bietet sie dem Unternehmer auch die Chance, den Betrieb nach eigenen Vorstellungen zu planen und aufzubauen.

Im humanmedizinischen Bereich haben Existenzgründungsanalysen einen deutlich höheren Investitionsaufwand ermittelt als im Bereich der Praxisübernahme. Im Ergebnis bedeutet ein höherer Investitionsbedarf einen höheren Kapitalbedarf und damit wiederum eine höhere Bindung von Eigenkapital oder ein erhöhtes Finanzierungsvolumen im Falle der Fremdfinanzierung.

Eine **Praxisübernahme** geschieht durch Kauf eines bestehenden Unternehmens. Auch bei dieser Form der Existenzgründung sind die Vor- und Nachteile gegenüberzustellen. Zu den **Vorteilen** der „weichen Existenzgründung" gehören:

- Praxis ist auf dem Markt bereits etabliert
- Beziehungsnetzwerk zu Kunden und Lieferanten ist bereits vorhanden
- Dienstleistungsspektrum der Praxis ist eingeführt
- Praxisräume und Praxiseinrichtung sind vorhanden
- idealerweise sind die Mitarbeiter ein eingespieltes Team
- Übernehmer kann auf den Erfahrungen des Vorgängers aufbauen
- Einführung des neuen Praxisinhabers durch den abgebenden Tierarzt bei den Tierhaltern.

Eine Betriebsübernahme kann aber auch mit **Nachteilen** behaftet sein. In diesem Zusammenhang sind folgende Aspekte zu nennen:

- überzogene Kaufpreisvorstellungen des Verkäufers
- Praxiseinrichtung und Geräte entsprechen nicht mehr dem neuesten Standard, so dass Investitionen erforderlich sind
- bestehende Arbeitsverträge müssen i. d. R. übernommen werden
- die Haftung für betriebliche Verbindlichkeiten wie z. B. betriebsbedingte Steuern oder rückständige Lohnzahlungen des Vorgängers müssen übernommen werden,
- mangelnde Akzeptanz des neuen Praxisinhabers bei den Mitarbeitern
- mangelnde Akzeptanz des neuen Praxisinhabers bei den Patientenbesitzern
- Gefahr der Abwanderung von Kunden durch den Inhaberwechsel
- Festgefahrene Strukturen/Betriebsblindheit.

Zusätzlich sollte sich ein Existenzgründer im Zuge einer Betriebsübernahme immer fragen, warum der Verkäufer seine Praxis abgeben will. Als **Gründe für die Praxisabgabe** kommen in Frage:

- Altersgründe
- gesundheitliche Gründe oder Berufsunfähigkeit
- Tod des Inhabers und kein Erbe ist an der Weiterführung interessiert oder hierzu in der Lage
- Ehescheidung
- schwierige betriebswirtschaftliche Situation der Praxis
- strukturelle Veränderungen in der Kundenzielgruppe
- zunehmender Wettbewerb.

Neben der Neugründung und der Praxisübernahme besteht weiterhin die Möglichkeit einen Gesellschaftsanteil an einer bereits bestehenden Praxis zu kaufen. Hierzu tritt der Gesellschafter entweder in eine bereits bestehende Praxis ein, oder eine Mehrpersonenpraxis wird gegründet. Im Allgemeinen bringt dann der Praxisinhaber die bereits bestehende Praxis in die neue Gesellschaft ein.

Sofern es sich bei der Gesellschaft um eine Gesellschaft bürgerlichen Rechts handelt, haftet der neu eintretende Gesellschafter auch für Verbindlichkeiten, deren Rechtsanspruch bereits vor seinem Eintritt begründet waren. In der Praxis sind nur wenige Gründer über diese gesellschaftsrechtliche Haftungsproblematik aufgeklärt. Tatsächlich wurde der eine oder andere Einstieg in eine Tierarzt-GbR aufgrund dieser latent vorhandenen Gefährdung des neu eintretenden Tierarztes unterlassen.

Entgegen der bisherigen Rechtsprechung hat der Bundesgerichtshof diese Frage in seinem Urteil vom 7.4.2003 bejaht und entschieden, dass auch ein neu in eine GbR eintretender Gesellschafter für bereits bei seinem Eintritt bestehende Verbindlichkeiten der Gesellschaft neben den bisherigen Gesellschaftern persönlich haftet.

Als Begründung führten die Richter an, dass die Haftung auch neu eingetretener Gesellschafter für bestehende Verbindlichkeiten aus der Eigenart der Gesellschaft bürgerlichen Rechts folgt, die – anders als etwa eine GmbH – über kein eigenes, ausschließlich zur Erfüllung ihrer Schulden bestimmtes Vermögen verfügen muss. Die Haftung gilt daher auch dann, wenn sich Angehörige freier Berufe wie z. B. Tierärzte in dieser Gesellschaftsform zur gemeinsamen Berufsausübung zusammenschließen. Die Gesellschafter haften für alle vertraglichen, quasivertraglichen und gesetzlichen Verbindlichkeiten der Gesellschaft. Offen gelassen hat das Gericht jedoch, ob dieser Grundsatz auch auf Verbindlichkeiten aus beruflichen Haftungsfällen anzuwenden ist.

Aus diesem Grund sollte sich der Existenzgründer vor dem Abschluss eines Gesellschaftsvertrages über das Haftungspotenzial informieren.

Ein weiterer Weg in die tierärztliche Selbständigkeit ist durch das Thema **Franchise** gegeben. Ein Franchisesystem basiert auf der Zusammenarbeit zwischen Franchisegeber und Franchisenehmer, wobei letzterer i. d. R. der Tierarzt ist. Im veterinärmedizinischen Bereich fristet das Franchiseverfahren ein Nischendasein. Franchisesysteme wurden bspw. über den „Fressnapf", „Koelle-Zoo" oder seit Oktober 2006 werden auch über „Das Futterhaus" Franchisepartnerschaften für Tierärzte angeboten. Dem Tierbesitzer soll auf diese Art und Weise nicht nur ein großes Sortiment an Futtermitteln und Zubehör offeriert werden, sondern auch gleichzeitig die Möglichkeit gegeben werden, im Sinne einer „One-Stopp-Strategie" mit einem Besuch auch gleich den Tierarztbesuch zu erledigen.

Der Franchisevertrag regelt die Zusammenarbeit zwischen Franchisegeber und Franchisenehmer. Der Franchisegeber liefert den Namen und das Image einer Marke ebenso wie das Marketing. Darüber hinaus sollen geschäftlicher Beistand, Beratung und Kalkulationshilfen durch Markttests geliefert werden.

Damit erhält der Franchisenehmer ein nahezu fertiges Unternehmenskonzept einer bereits eingeführten Marke. Im Gegenzug verpflichtet sich der Tierarzt im Allgemeinen zur Zahlung einer Eintrittsgebühr sowie einer Franchisegebühr und einer Werbegebühr. Bemessungsgrundlage für die beiden letztgenannten Positionen ist der Nettoumsatz des jeweiligen Geschäftsjahres.

Grundsätzlich gibt das Franchisesystem die unternehmerische Marschroute vor, wodurch der individuelle Entscheidungsspielraum des Gründers erheblich eingeschränkt wird. Der wirtschaftliche Erfolg hängt sowohl von der Qualität des Franchisesystems als auch von den Franchisegebühren ab, die die Rentabilität der Praxis beeinflussen können. Zudem ist zu beachten, dass nach Ablauf des Franchisevertrages die selbständige Existenz beendet ist.

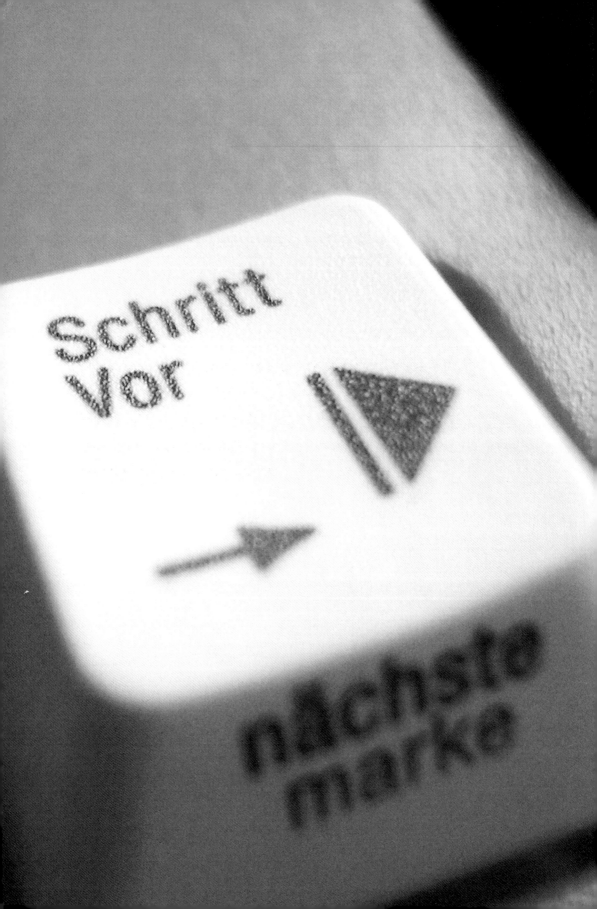

Kapitel 4

Gründungsphase

Nachdem der Entschluss zur Selbständigkeit gefasst wurde und eine erste grobe Konzepterstellung erfolgt ist, beginnt nunmehr die eigentliche Gründungsphase, die sich ihrerseits in die Phase der Informationsbeschaffung, die Planungs- und Konzeptionsphase sowie die Phase der Umsetzung und Realisierung unterteilt.

4.1 Informationsbeschaffung

Die Phase der Informationsbeschaffung ist im Allgemeinen sehr komplex und arbeitsaufwendig. Demzufolge ist der Ablauf der eigentlichen Informationsbeschaffung von der **Identifikation der Informations- und Datenquellen** bis hin zur Aufbereitung und Auswertung der gesammelten Daten zu strukturieren.

Oftmals ist es sinnvoll, dass bereits in dieser Phase die Hilfe von professionellen Beratern in Anspruch genommen wird, die sich erwiesenermaßen mit der **Unternehmensberatung von Tierarztpraxen** auskennen und über eine entsprechende Expertise und Reputation verfügen. In diesem Zusammenhang sollte ruhig nach Referenzen gefragt werden, die gegebenenfalls auch seitens der Gründer kontaktiert werden dürfen. Darüber hinaus tragen redaktionelle Beiträge und Seminartätigkeiten zur Dokumentation von Know-how bei.

Im Rahmen des Gründungsprozesses sollte der Unternehmensberater als Sparringspartner fungieren, um Schwächen des Konzeptes zu korrigieren und andererseits bereits vorhandene Stärken zu fördern.

Bevor der Gründer mit dem „Unternehmen Tierarztpraxis" auf den Markt geht, sollte er den Markt und die Zielgruppe genau kennen. Hierzu ist **Marktforschung** notwendig, um festzustellen, ob jetzt und in der Zukunft genug Bedarf vorhanden ist und ausreichend Absatzmöglichkeiten bestehen.

Damit dient die Phase der Informationsbeschaffung als Vorbereitung für weitere Planungsaktivitäten und deren Umsetzung. Insbesondere stellt sie die Grundlage zur Erstellung eines aussagekräftigen Businessplans und die Ausarbeitung eines Marketingkonzeptes dar.

Sinnvoll ist die Beschaffung von Informationen durch den Gründer selbst, da er somit gezwungen ist, das erforderliche Datenmaterial zu recherchieren und im Zuge dessen ein besseres Gefühl für die eigene Planung und Kalkulation entwickelt. Spätestens im Rahmen von Finanzierungsgesprächen nutzt die genaue Kenntnis der gesammelten Daten bei der Präsentation der Geschäftsidee.

Daten können im Rahmen einer Primärforschung oder einer Sekundärforschung erhoben werden. Bei der Primärforschung ermittelt der Gründer die Informationen selbst vor Ort durch Befragungen oder eigene Beobachtungen. Bei der Sekundärforschung kann auf Berichte und Analysen zurückgegriffen werden, die bspw. das statistische Bundesamt, die Gemeinde, Verbände oder andere Unternehmen bereits durchgeführt haben. So fertigen Kreditinstitute mitunter spezielle Branchenbriefe u. a. auch für Tierärzte an, oder der Zentralverband Zoologischer Fachbetriebe erhebt von Jahr zu Jahr Umsatz- und Strukturdaten zur Entwicklung des deutschen Heimtiermarktes. Nicht zuletzt bietet das Internet weit reichende Recherchemöglichkeiten.

Im Rahmen der **strukturellen Marktanalyse** wird im Wesentlichen eine Grobbetrachtung der Branche vorgenommen, um etwaige Entwicklungen des Marktes zu identifizieren. Insbesondere ist es wichtig, dass erkannt wird, ob es sich bei bestimmten Tendenzen um vorübergehende Trends handelt, oder ob sich ein Markt in einem grundlegenden strukturellen Wandel befindet.

Hieraus kann ein Anforderungsprofil für die künftige tierärztliche Tätigkeit abgeleitet werden. Als Beispiel sei der Nutztierbereich genannt, der durch die Aufgabe zahlreicher landwirtschaftlicher Betriebe und die Konzentration der Tierbestände gekennzeichnet ist. Im

Marktanalyse

Strukturelle Marktanalyse	Kundenanalyse	Wettbewerbsanalyse	Standortanalyse
• Branchen- und Marktentwicklungen • Nachfragetrends • Strukturelle Veränderungen	• Welche Kunden kommen in Frage • Was sind die Wünsche der Kunden • Wie groß ist das Marktpotenzial (z.B. Tierhalterstatistiken) • Bestehen Abhängigkeiten von wenigen Großkunden • Kaufkraft • Einwohnerstrukturen	• Wer sind die Wettbewerber • Drängen weitere Mitbewerber auf den Markt • Dienstleistungsspektrum • Fachrichtung • Image • Qualifikation • Alter • Kundenstruktur • Preispolitik	• Verkehrsanbindung • Mietpreissituation • Grundstückspreise • Image des Standortes • Synergieeffekte durch Frequenzbringer • Zustand der Immobilie • Funktionalität der Räume • Parkplatzsituation

Tabelle 4.1: Bereiche der Marktanalyse

Laufe der Zeit hat sich aufgrund dieser Marktentwicklungen so mancher Praxisinhaber vom lediglich kurativ tätigen Tierarzt zum Bestandsmanager entwickelt.

Die **Kundenanalyse** bezieht sich auf qualitative und quantitative Aspekte. Während sich die qualitative Analyse vornehmlich auf die Bedürfnisse und Wünsche der Patientenbesitzer bezieht, konzentriert sich die quantitative Analyse auf die potenzielle Anzahl der Kunden und die damit verbundenen Tierzahlen bzw. Behandlungen. Aus der Kombination qualitativer und quantitativer Faktoren ergeben sich Erkenntnisse hinsichtlich der Ausrichtung der Praxis und den angebotenen Dienstleistungen und dem dazugehörigen Umsatzpotenzial.

Darüber hinaus sind soziodemografische Gesichtspunkte (Geschlecht, Alter, Bildungsgrad, Familienstatus) ebenso zu berücksichtigen wie die Kaufkraft der potenziellen Zielgruppe.

Die **Wettbewerbsanalyse** dient der Identifikation der direkten und indirekten Wettbewerber. In diesem Zusammenhang müssen die wichtigsten Parameter der eigenen Praxis und des eigenen Dienstleistungsspektrums im Vergleich zu den Konkurrenzpraxen dargestellt werden. Die Klassifizierung nach direkten und indirekten Mitbewerbern richtet sich nach der Wettbewerbsrelevanz, d. h. hinsichtlich der Praxisausrichtung ist zwischen reinen Kleintier-, Nutztier-, Pferde- und Gemischtpraxen zu unterscheiden. Gleichwohl sind etwaige Spezialisierungen und die Intensität mit der der Praxisbetrieb geführt wird (Stichworte: Teilzeit,- Hobby- oder Feierabendpraxis) Indizien für die Intensität des Wettbewerbs am Praxisstandort.

Zusätzlich sollte in Erfahrung gebracht werden, ob weitere Niederlassungen im Einzugsbereich der Praxis geplant sind und sich hieraus eine weitere Verschärfung des Wettbewerbs ergibt.

Als Reaktion auf intensive Konkurrenz oder um überhaupt einen Patientenstamm aufbauen zu können, findet nicht selten ein Preisdumping statt. Diese abwärts gerichtete Preisspirale gipfelt sogar in der Aussage eines Tierarztes „der billigste Tierarzt einer ganzen Region" zu sein. Extrem kritisch ist es dann, wenn mit Hinweisschildern im Wartezimmer auf die Möglichkeit der „Mehrwertsteuerersparnis" hingewiesen wird. Abgesehen davon, dass ein derartiges Preisdumping unter betriebswirtschaftlichen Aspekten nicht von Erfolg gekrönt sein kann, ist es im letztgenannten Fall auch strafrechtlich äußerst bedenklich.

Wie bei allen Unternehmensgründungen kommt es auch bei der Planung einer Tierarztpraxis in erheblichem Maße auf den Standort an. Im Rahmen der **Standortanalyse** stehen die Makro- und Mikroanalyse des Praxisstandortes im Vordergrund. Ausgehend von immobilienwirtschaftlichen Definitionen stehen bei der Makroanalyse die Untersuchung des Großraumes, in dem sich die Praxisimmobilie befindet, sowie dessen Einzugs- und Verflechtungsbereich im Vordergrund.

Hinsichtlich des Praxisgebietes einer Kleintierpraxis ist zu unterscheiden, ob sie sich in der Stadt oder auf dem Land befindet. Erfahrungsgemäß beträgt das Einzugsgebiet einer städtischen Kleintierpraxis ca. 3 bis 6 km in einem Radius um den Praxisstandort. Dagegen kann der Radius einer ländlichen Kleintierpraxis bis zu 35 km betragen. Überweisungspraxen oder –kliniken verfügen über ein wesentlich größeres Einzugsgebiet.

Anders stellt sich die Situation bei Fahrpraktikern im Pferde- und Nutztierbereich, deren Praxisgebiete sich naturgemäß bis zu einem Radius von 100 km oder mehr um den Praxisstandort konzentrieren.

Als Mikroanalyse bezeichnet man hingegen das unmittelbare Umfeld des Praxisstandortes. Hierzu zählen Lagefaktoren wie z. B. die Begeh- und Befahrbarkeit des Grundstücks, die Besucherfrequenz, Einsehbarkeit und die Aussicht. Zudem sind Imagefaktoren zu berücksichtigen, die sich am baulichen Zustand der Immobilie und der angrenzenden Umgebung sowie der vorherrschenden Sozialstruktur festmachen lassen. Schlussendlich spielen die Art und das Maß der baulichen Nutzung, das Parkplatzangebot im unmittelbaren Umfeld, das Mietpreisniveau, das Potenzial zur Expansion und auch die Wettbewerbssituation vor Ort eine entscheidende Frage bei der Standortwahl.

4.2 Planungs- und Konzeptionsphase

Mit der Planungs- und Konzeptionsphase beginnen die Feinabstimmung und die strukturierte Ausarbeitung des Businessplans.

Zunächst sollte mit der **Planung der Organisationsstruktur** begonnen werden. Dies gilt unabhängig davon, ob es sich um eine Einzel- oder Mehrpersonenpraxis handelt. Grundsätzlich gilt, dass je größer das Dienstleistungsspektrum und die Anzahl der beteiligten Personen sind, umso komplexer ist der Planungsbedarf hinsichtlich der Aufbau- und Ablauforganisation der Praxis.

Ausgehend von der Definition der **Praxisphilosophie** werden das strategische und das operative Praxismanagement erarbeitet. Im Allgemeinen ist festzustellen, dass die große Mehrheit von Tierarztpraxen und Kliniken nicht über eine ganzheitliche Strategie und eine klar definierte Praxisphilosophie verfügen. Bei denjenigen Praxen, die über eine Philosophie verfügen, ist häufig festzustellen, dass diese weder von den Assistenten noch von den Tierarzthelferinnen verinnerlicht wurde und dies der Fall ist, obwohl sie auf dem Praxisflyer oder der eigenen Internetseite zu lesen sind.

Stattdessen ist es auch in Tierarztpraxen notwendig, die Praxisphilosophie als **Unternehmenskultur** zu begreifen, die sämtliche Bereiche des Praxismanagements betrifft. Hierdurch soll die Frage nach dem „Wie wollen wir sein?" beantwortet werden. Dies betrifft sowohl die interne Kommunikation, den Umgang der Kollegen untereinander und den Umgang des Praxisinhabers mit den Mitarbeitern. Letzterer kann die Mitarbeiter als wertvolles Potenzial und Visitenkarte der Praxis oder lediglich als Befehlsempfänger ansehen. Es ist klar, dass sich die Art und Weise der Mitarbeiterführung unmittelbar auf die Motivation und die Zufriedenheit des Praxisteams auswirkt. Gleiches gilt für den Umgang mit den Patienten und deren Besitzern.

Das **strategische Praxismanagement** ist an der Praxisphilosophie auszurichten und definiert den Gestaltungsrahmen für das operative Praxismanagement, d. h. hierdurch werden die strategischen Zielsetzungen in den täglichen Praxisbetrieb implementiert. Diese Art der Orientierung ist sowohl für den Praxisinhaber als auch für die Mitarbeiter wichtig, da sich niemand wundern muss, wenn man nicht ankommt, wenn zuvor kein Ziel definiert worden ist. In diesem Zusammenhang ist in erster Linie der Inhaber der Praxis als derjenige zu sehen, der als Vorbild die Unternehmenskultur leben und praktizieren muss.

Anders als bei der Übernahme oder dem Einstieg in eine bereits bestehende Praxis, bei der das vorhandene **Personal** i. d. R. zu übernehmen ist, steht bei einer Neugründung die Personalbeschaffung im Vordergrund. Oftmals reicht es, wenn in der Anfangsphase der Praxisbetrieb auf den Schultern des Inhabers durchgeführt wird und ihm die Unterstützung von Ehefrau und Familie zuteil wird. In diesen Fällen ist es ausreichend, wenn mit zunehmendem Patienten- bzw. Arbeitsaufkommen den personellen Erfordernissen Rechnung getragen wird. Voraussetzungen für eine erfolgreiche Mitarbeiterakquisition sind ein klar definiertes Anforderungsprofil und eine aussagefähige Stellenbeschreibung. Neben der persönlichen Sympathie sollten auch die fachlichen und persönlichen Voraussetzungen stimmen, die dann wiederum im Einklang mit der Stellung im Praxisteam, den Arbeitszeiten und den Lohnvorstellungen korrespondieren. Bislang werden Einstellungstests im tiermedizinischen Bereich eher selten durchgeführt, obwohl zeitliche und finanzielle Investitionen in die Rekrutierung, das Einarbeiten und die Aus- und Weiterbildung erheblich sein können.

Das Thema **Praxismarketing** und die damit verbundenen Möglichkeiten der Angehörigen der Heilberufe ist selbst für gestandene Praxisinhaber oftmals ein Buch mit sieben Siegeln. Dies ist sowohl auf mangelndes Interesse, mangelnde Ethik im Zusammenhang mit Werbemaßnahmen im Segment der Heilberufe als auch auf Unsicherheit hinsichtlich drohender Verstöße gegen die Berufsordnungen der Landestierärztekammern zurückzuführen, die bis vor wenigen Jahren noch jegliche Werbung verboten haben. Eine Entscheidung des Bundesverfassungsgerichts vom 18.02.2002 stellte klar, dass Tierärzten nicht jede, sondern nur berufswidrige Werbung verboten ist. Im Vordergrund stehen interessengerechte und sachgemäße Informationen. Marktschreierische oder vergleichende Werbung hingegen gilt als unethisch und ist deshalb zu unterlassen.

Insbesondere für gründungswillige Tierärzte ist ein aussagefähiges und ansprechendes

Praxisphilosophie

	Praxisorganisation	Kommunikation Informations- beschaffung	Personal	Praxismarketing Informations- beschaffung
Strategisches Praxismanagement	• Aufbau • Ablauf	• intern • extern	• Anforderungsprofil • Stellenbeschreibung • Suche und Auswahl • Übernahme	• Eröffnungsmarketing • Regelmäßige Marketingaktivitäten

	Einkauf	Produktion	QS / Hygiene	Labor
Operatives Praxismanagement	• Medikamente • Verbrauchsmaterial • Futtermittel u. Zubehör • Geräte u. Einrichtung	• tierärztliche Leistungen • Medikamenten- anwendung • Medikamentenabgabe • Fleischbeschau • Turnierdienste	• Dokumentation • Kontrolle	• eigenes Labor • Fremdlabor

Tabelle 4.2: Organisationsstruktur einer Tierarztpraxis

Praxismarketing von Bedeutung, wenn man bedenkt, dass es sich in zahlreichen Fällen im Bereich der Kundenakquisition um einen Verdrängungswettbewerb handelt. Hilfreich ist oftmals die Vorstellung „Alles ist Praxismarketing", denn grundsätzlich hören und sehen Patientenbesitzer alles, da sie prinzipiell misstrauisch sind. Es werden nicht nur die Handlungen und Äußerungen des Praxisinhabers genauestens wahrgenommen, sondern auch das Benehmen des gesamten Praxisteams wird minutiös registriert. Demzufolge hat jedes Tun oder Lassen eine positive oder negative Wirkung.

Werbung

Fragen	Antworten
• WER? • Will WEM? • WAS? • auf welche Art und Weise verkaufen und damit • welche Wirkung erzielen?	• Der Praxisinhaber bzw. das Praxisteam • Dem Patientenbesitzer und potenziellen Neukunden • Das Dienstleistungsspektrum der Praxis • Über Anzeigen, Flyer, Broschüren, Internet, Newsletter, Vorträge, Seminare • Bedürfnis wecken und Annahme des Angebots

Tabelle 4.3: Fragen und Antworten der Werbung

Investitionen	Controlling Informations- beschaffung	Fort- und Weiterbildung
• ROI • Auslastung	• Kennzahlen • Planung • Soll-Ist- Vergleiche	• Praxisinhaber • Assistenten • Helferinnen
Rechnungswesen	**Personal**	**EDV**
• Buchhaltung • bwl-Auswertungen	• Führung • Motivation	• Abrechnung • Archivierung • Verwaltung

Zudem hat auch das Ambiente der Praxis eine nicht zu unterschätzende Marketing-funktion. Die Praxisräume signalisieren dem Patientenbesitzer, ob er willkommen ist. Einladende Räumlichkeiten können einen guten ersten Eindruck hervorrufen oder einen bereits bestehenden guten Eindruck bestätigen. Auch Tierarztpraxen werden in Zukunft ihren „Look" verändern und stärker dem Zeitgeist folgen. In diesem Zusammenhang ist auf die Kundenzielgruppe zu achten, die sich schlussendlich in einem angenehmen Ambiente der Praxis „wie zu Hause" fühlen soll. In diesem Zusammenhang sollte grundsätzlich zwischen Tierarztpraxen auf dem Land und in Großstädten unterschieden werden. Einerseits trifft die urige Landpraxis in einem alten Resthof den Geschmack der Patientenbesitzer. In der Großstadt können trendige und hochgestylte Praxen eine Identifikation seitens der Tierhalter hervorrufen.

Im Wesentlichen besteht das Praxismarketing aus den Komponenten Produkt-, Preis-, Distributions- und Kommunikationspolitik. In diesem Zusammenhang wird auch vom Marketing-Mix gesprochen.

Eine Kardinalfrage auf dem Weg in die tierärztliche Selbständigkeit sind die damit verbundenen **Investitionen**, um den Praxisbetrieb zu eröffnen bzw. im Falle der Praxisübernahme aufrecht zu erhalten. Bei letztgenannter Variante stellt sich vornehmlich die Frage nach der Angemessenheit des Kaufpreises für den immateriellen und den materiellen Wert, die in der Addition den Praxiswert darstellen. In solchen Fällen bietet sich die gutachterliche Praxisbewertung an, um durch eine objektive Bewertung eine erste Diskussionsgrundlage der darauf folgenden Kaufpreisverhandlungen zu haben und um Stärken und Schwächen

Marketingkomponenten	Bedeutung
Produktpolitik	• Wer Geld verdienen will, muss etwas verkaufen (Waren und Dienstleistungen). • Als selbständiger Tierarzt muss sich jeder darüber im Klaren sein, dass man selbst und die eigene medizinische Dienstleistung das Produkt ist, welches an den Tierhalter „verkauft" werden muss. • Wichtig ist der Nutzen in Form einer konkreten Problemlösung, d.h. dem Patientenbesitzer muss das Gesund-Werden oder Gesund-Bleiben als individuelle Problemlösung dargestellt werden. Der Produkt-Nutzen muss verstanden werden, ansonsten kauft der Patientenbesitzer nicht oder aber er kauft woanders.
Preispolitik	• Die Preispolitik beschäftigt sich mit der Festlegung eines „Verkaufspreises", die nicht zuletzt die Einbeziehung der tatsächlich geleisteten Arbeitszeit beinhalten sollte. • Wie auch andere Freiberufler sind auch Tierärzte durch die Gebührenordnung für Tierärzte (GOT) bei der Abrechnung kurativer Leistungen beschränkt. Bei der Abgabe von verschreibungspflichtigen Medikamenten greift die Arzneimittelpreisverordnung (AMPreisV). Bei der Medikamentenanwendung wird i. d. R. auch auf die Kalkulation mittels AMPreisV zurückgegriffen. • Frei kalkulierbar sind apothekenpflichtige und frei verkäufliche Arzneimittel ebenso wie Futtermittel, Pflegemittel und Praxisbedarf und Zubehör. Im Allgemeinen orientieren sich die Praxisinhaber an den Preisen der konkurrierenden Tierarztpraxen. • Ratsam ist in diesem Zusammenhang ein gewisses Selbstverständnis, dass das eigene Produkt oder die Beratungsdienstleistung ihren Preis wert ist. Sicherlich sind in diesem Zusammenhang die Kaufkraft und die Preisgestaltung der Wettbewerber im Praxisgebiet zu berücksichtigen, jedoch fehlt vielen Tierärzten der Mut sich angemessen entlohnen zu lassen.
Distributions-politik	• Im Zuge der Distributionspolitik ist darüber nachzudenken, auf welche Art und Weise die Produkte und Dienstleistungen der Praxis „an den Mann gebracht" werden können. • Es geht darum, dass die richtige Leistung zur richtigen Zeit am richtigen Ort ist. • Der Praxisinhaber muss sich darüber Gedanken machen die Produkte und Dienstleistungen zu seiner Zielgruppe zu transportieren oder aber die Zielgruppe in die Praxis bringen. • In diesem Zusammenhang sind die Aspekte Erreichbarkeit und Verfügbarkeit (Öffnungszeiten der Praxis, Notdienste, Umfang des Warenlagers) zu berücksichtigen. Ebenso ist zu überlegen auf welchen Distributionswegen Leistungen erbracht werden (in der Praxis, als Fahrpraxis, u. U. stationäre Aufnahme, Patienten-Taxi etc.)

Tabelle 4.4: Marketing-Mix einer Tierarztpraxis

Marketingkomponenten	Bedeutung
Kommunika-tionspolitik	• In erster Linie geht es darum, die zukünftigen Kunden der Praxis über das Angebotsspektrum der Praxis zu informieren und bereits bestehende Kunden an die Praxis zu binden. • Insbesondere geht es darum, auf welche Art und Weise die Ansprache und die Kommunikation erfolgen. • Insbesondere für Neugründer gilt der Grundsatz: „You never get a second chance to make a first impression", d. h. der erste Eindruck entscheidet sowohl in der Außendarstellung mittels Anzeigen, Praxisbroschüre oder Internetpräsenz als auch bei der Kommunikation am Telefon. • Neben der Behandlung durch das Praxisteam ist auch der erste Eindruck von der Praxisimmobilie oder bei Fahrpraktikern vom Praxisfahrzeug entscheidend. Begrüßungs-, Warte- und Behandlungsbereich sollten sich harmonisch in das Corporate Design der Praxis einfügen, d.h. hierdurch soll das einheitliche Erscheinungsbild der Praxis in allen Bereichen dokumentiert werden.

Tabelle 4.4: Marketing-Mix einer Tierarztpraxis *(Fortsetzung)*

der zur Übernahme anstehenden Praxis zu erkennen. Gleiches gilt auch für den Einstieg in eine bereits bestehende Praxis, bei der der Praxisbetrieb in Zukunft mit dem Existenzgründer und dem bisherigen Praxisinhaber fortgeführt werden soll.

Der klassische Neugründer muss sich in Abhängigkeit von der Praxisausrichtung und dem Grad der Spezialisierung eine genaue Liste der notwendigen Einrichtungsgegenstände, Geräte und ggf. Fahrzeuge machen. Diese Liste ist um mögliche Lieferanten bzw. Bezugsquellen nebst den dazugehörigen Anschaffungspreisen zu ergänzen. Häufig ist der erste Wurf dieser Liste zu korrigieren, da zunächst die Wunschvorstellungen des Gründers berücksichtigt werden. Diese „Wunschliste" sprengt nicht selten den finanziellen Rahmen, so dass Abstriche gemacht werden müssen. Es muss in einem ersten Schritt darüber nachgedacht werden, ob tatsächlich alle Gegenstände notwendig sind und ob diejenigen, die als notwendig erachtet werden, neu oder gebraucht angeschafft werden können. Hierdurch ergeben sich mitunter enorme Preisdifferenzen, die den daraus resultierenden Investitionsbedarf deutlich niedriger gestalten. In Frage kommen z. B. Gebrauchtgeräte, die zuvor in der Humanmedizin eingesetzt wurden oder Geräte, die über spezielle Gebrauchtgerätehändler angeboten werden.

Grundsätzlich muss bei allen Anschaffungen überlegt werden, ob sie sich unter betriebswirtschaftlichen Aspekten rechnen bzw. amortisieren. Demzufolge sollte vor jeder kostenintensiven Anschaffung genau überlegt werden, wie groß die Auslastung sein muss, um einen rentablen Einsatz zu rechtfertigen.

Im Allgemeinen beschäftigen sich Tierärzte mit den Fragen einer wirtschaftlichen Praxisführung eher selten. Bislang gibt es noch keine ausreichende Implementierung von **Controlling** in Tierarztpraxen. Grund hierfür sind nicht zuletzt die wirtschaftswissenschaftlichen Controllingansätze, die sich oftmals in komplizierten und theoretischen Ansätzen verlieren. Aus diesem Grund ist es erforderlich ein individuelles Controllingsystem zu entwickeln, welches den Erfordernissen der jeweiligen Praxis und deren Besonderheiten entspricht. Dies gilt nicht nur für Existenzgründer, sondern auch für bereits etablierte Tierarztpraxen. Häufig wird jedoch erst über Controlling nachgedacht, wenn es nicht mehr rund läuft, die Praxis nicht mehr ausgelastet ist und Liquiditätsprobleme auftreten.

Controlling bedeutet mehr als lediglich Kontrollieren. Vornehmlich ist Controlling als Instrument zur Praxisführung zu verstehen, welches Planungs-, Kontroll- und Steuerungsfunktionen wahrnimmt. Demnach soll Controlling im Sinne einer kaufmännischen Prophylaxe derartige Fehlentwicklungen durch laufende Beobachtung des Praxisgeschehens möglichst schon frühzeitig erkennen helfen bzw. antizipieren. Hieraus lassen sich dann Maßnahmen zur Gegensteuerung ableiten.

Zur Durchführung eines effizienten Controllings sind Daten erforderlich, die zur Bildung von Kennzahlen benötigt werden. Bei einer Kennzahl handelt es sich um einen Wert, der einen komplexen Sachverhalt relativ einfach in einer Verhältniszahl darstellt.

Die Berechnung der Kennzahlen stellt eine lösbare Aufgabe dar. Hierzu sind lediglich folgende Komponenten von Bedeutung:

▶ Verfügbarkeit des erforderlichen Datenmaterials
▶ Kenntnis logischer Sachzusammenhänge
▶ Kenntnis der Grundrechenarten.

Schwieriger wird es bei der **Interpretation**:

▶ Was fängt man mit den Kennzahlen an?
▶ Ist die Praxis auf der sicheren Seite oder in akuter Gefahr?
▶ Was sagen etwaige Vergleiche aus?

Kennzahlensystem Tierarztpraxis

Rentabilität	Liquidität	Produktivität	Logistik
• Umsatzrendite	• Sofortliquidität	• Gesamtumsatz	• Umschlaghäufigkeit des Lagers
• Personalkostenquote	• Entschuldungskraft	• Umsatz pro Tierart	• Anteil der verfallenen Medikamente
• Gewinnmarge Medikamentenabgabe	• Resttilgungsdauer	• Umsatz pro Sparte	
• Rendite des Betriebsvermögens	• Anteil EC-Cash	• Umsatz pro Behandlung	
• EK-Rendite	• Anteil offene Forderungen	• Umsatz pro TA	
• FK-Rendite	• Anteil uneinbringbare Forderungen	• Umsatz pro MA	
• Gesamtkapitalrendite		• Umsatz pro Stunde der Praxis	
• Cash Flow		• Umsatzanteil kurativ	
• Finanzierungsstruktur		• Umsatzanteil Med.-Abgabe	
		• Umsatzanteil Futtermittel u. Zubehör	
		• Umsatzanteil Komplementärmedizin	

Tabelle 4.5: Kennzahlensystem einer Tierarztpraxis

Die Interpretation der Analyseergebnisse erfolgt mittels Vergleichen. In der vergleichenden Betrachtung werden folgende Fragen beantwortet:

▸ **Zeitvergleich:** Wie steht die Praxis im Vergleich zum letzten Jahr/Quartal da?
▸ **Soll-Ist-Vergleich**: Wie steht die Praxis im Vergleich zu den geplanten Werten dar?
▸ **Praxisvergleich**: Wie steht die Praxis im Branchendurchschnitt oder im Vergleich zu den Nachbarpraxen da?

Im Allgemeinen müssen die Datenaufnahme und die notwendigen Kennzahlen in einer Art und Weise aufbereitet werden, dass der Praxisinhaber monatlich in der Lage ist im Rahmen eines „15-Minuten-Controllings" zu erfahren wie es um die betriebswirtschaftliche Situation der Tierarztpraxis bestellt ist.

Als weitere strategische Komponente ist das Thema **Fort- und Weiterbildung** zu nennen, d. h. schon während der Konzeptions- und Planungsphase sollte sich der Existenzgründer Gedanken über eine mögliche Erweiterung des Dienstleistungsspektrums oder Spezialisierungsmöglichkeiten machen. Dies ist immer dann von Vorteil, wenn im Businessplan und etwaigen Kreditgesprächen nach den Perspektiven und Entwicklungsmöglichkeiten des eigenen Unternehmens gefragt wird. Dies gilt sowohl für den Praxisinhaber als auch für die Mitarbeiter der Praxis.

Das **operative Praxismanagement** beschäftigt sich mit den Dingen des täglichen Praxisbetriebes wie Produktion, Einkauf, Buchführung, Verwaltung und der Personalführung. Diese Aspekte werden bei der Darstellung der Start- und Entwicklungsphase der Praxis erläutert.

4.2.1 Finanzierungsarten

In den seltensten Fällen ist ein Existenzgründer in der Lage den kompletten Investitionsbedarf aus eigenen Mitteln zu bestreiten. Im Allgemeinen muss das vorhandene Eigenkapital um Fremdmittel ergänzt werden.

Der erste Schritt bei der Erarbeitung eines Finanzierungskonzepts ist die Ermittlung des Investitionsbedarfs. Um den Investitionsbedarf zu ermitteln, bietet sich eine Checkliste an, die die wesentlichen Investitionsgegenstände einer Kleintier-, Nutztier-, Pferde- oder Gemischtpraxis nach der jeweiligen Investitionsart (Einrichtung, Geräte, Apothekenbestand, Verbrauchsmaterial etc.) und den damit verbundenen Anschaffungskosten berücksichtigt.

Oftmals summieren sich die Investitionskosten auf nicht unerhebliche Summen, die die Ertragskraft einer neu gegründeten Tierarztpraxis bei weitem übersteigen. In diesen Fällen sollte die Checkliste, die als Wunschliste die optimale Praxisausstattung darstellt, überarbeitet werden. Einsparpotenziale lassen sich mitunter schon durch den Kauf eines gebrauchten Gerätes erzielen, welches zuvor im humanmedizinischen Bereich eingesetzt worden ist. Ein bislang wenig genutztes Instrument zur Reduzierung der Anschaffungskosten ist die Nutzung von Einkaufsgemeinschaften, die den Einkauf einer Vielzahl von Tierarztpraxen bündeln und aufgrund größerer Abnahmemengen Preisvorteile durch professionelle Verhandlungen oder die Durchführung von Ausschreibungen generieren können.

Nachdem der Investitionsbedarf ermittelt wurde, steht der Kassensturz an, d. h. es ist zu klären, welchen Teil des Investitionsvolumens kann oder will der Gründer aus eigenen Mitteln darstellen und wie groß ist der daraus resultierende Finanzierungsbedarf. Grundsätzlich

Einflussfaktoren der Praxisfinanzierung

Finanzierungs-elemente	Bedeutung	Ziele
Zinsen	• Preis, mit dem sich der Kreditgeber für die Überlassung des Kreditbetrages bezahlen lässt und unter bestimmten Voraussetzungen steuerlich geltend zu machen ist.	niedriger Zinsaufwand
Tilgung	• Rückzahlung des geliehenen Geldes, die steuerlich unbedeutend und nichts weiter als die Reduzierung des Schuldenstandes ist.	schnelle Entschuldung
Belastung	• Kapitaldienst, der sich aus Zins- und Tilgungszahlungen ergibt.	niedrige monatliche Belastung
Steuern	• Die steuerliche Komponente bezieht sich überwiegend auf die Möglichkeiten eines Schuldzinsabzugs.	hohe Steuerersparnis

Tabelle 4.6: Einflussfaktoren der Praxisfinanzierung

muss klar sein, dass geliehenes Geld Zinsen kostet und zurückgezahlt werden muss. Beim Einsatz von Eigenkapital wird auf Zinserträge aus alternativen Kapitalanlagen verzichtet.

Häufig stellt sich die Frage nach alternativen Kapitalanlagen erst gar nicht, da das Kapital des niederlassungswilligen Tierarztes begrenzt ist. Ebenso sind häufig be- bzw. verwertbare Kreditsicherheiten nicht oder nur spärlich vorhanden. Damit stellt sich die Frage nach der Bonität des Kreditnehmers. Demzufolge kommt es auch immer auf die persönliche Vermögens- und Einkommenssituation des Kreditnehmers an. Hinzu kommt die Tatsache, dass das Verhalten Kredit gebender Banken von der Eigenkapitalrichtlinie „Basel II" geprägt ist, wonach verschärfte Regeln zur Eigenkapitalunterlegung bei der Kreditvergabe anzuwenden sind. In diesem Zusammenhang werden die Kreditnehmer nach den Kriterien von Basel II einem internen Rating unterworfen und dementsprechend erfolgt die Bewertung des individuellen Kreditrisikos. Mit dieser aktiven Gestaltung der Kreditkonditionen werden die Kreditkosten gemessen am Kreditrisiko gestaffelt.

Bei der Niederlassungsfinanzierung sind aus der Sicht des Tierarztes vier Aspekte von Bedeutung, die zusammen das magische Viereck der Praxisfinanzierung ausmachen: Zinsen, Tilgung, Belastung, Steuern.

Unter Berücksichtigung der verschiedenen Finanzierungselemente ist ein schlüssiges Gesamtfinanzierungskonzept zu erarbeiten, das auf die individuellen Verhältnisse der Praxis und des Praxisinhabers sowie dessen Risikobereitschaft ausgerichtet ist. Die vorstehend genannten Zielsetzungen können ohne das Eingehen von Kompromissen nicht allesamt gleichzeitig realisiert werden.

Es existiert eine Vielzahl von **Finanzierungsarten**, bei denen die Finanzierungselemente

Finanzierungsart	Wesen der Finanzierung

Zuschüsse	• Zuschüsse sind i. d. R. nicht zurückzuzahlen
	  • Gründungszuschuss
	  • Lohnkostenzuschuss
	  • Projekt- und Regionalzuschüsse

Bankdarlehen	• langfristige Bankdarlehen
	  • Bankdarlehen mit einer Laufzeit von mehr als 5 Jahren
	  • geeignet zur Finanzierung langlebiger Wirtschaftsgüter
	• kurzfristige Bankdarlehen
	  • unbefristete Kreditlinien wie dem Kontokorrent- oder Betriebsmittelkredit ohne konkrete Vereinbarung zum Kapitaldienst
	  • bis zu 5 Jahren mit fester Vereinbarung von Zins- und Tilgungszahlungen

Förderdarlehen	• Förderdarlehen ohne Haftungsfreistellung
	  • billiges Bankdarlehen, welches von einem Förderinstitut der abwickelnden Bank zu Sonderkonditionen zur Verfügung gestellt wird
	  • Vergabe als Ratenkredit oder als endfälliges Darlehen
	  • Laufzeiten von 12, 15 oder 20 Jahren
	  • Zinsfestschreibung über die gesamte Laufzeit
	• Förderdarlehen mit Haftungsfreistellung
	  • Zinsgünstiges Darlehen mit Konditionen, die zum Teil deutlich unter den Marktkonditionen liegen
	  • integrierte Haftungsfreistellung für die abwickelnde Bank
	  • werden immer als Ratenkredite vergeben
	  • tilgungsfreie Anlaufzeit kann vereinbart werden

Nachrang-darlehen	• Darlehensgeber tritt im Rang hinter die Forderungen aller übrigen Fremdkapitalgeber zurück • eigenkapitalnahe Funktion • in der Regel sind keine Sicherheiten erforderlich • natürliche Personen als Endkreditnehmer haften persönlich für die Rückzahlung des Darlehens • Nachrangdarlehen bündeln die Vorteile von Fremd- und Eigenkapital • Verbesserung der Bonität eines Unternehmens und Erleichterung des Zugangs zu weiteren Finanzierungsmitteln • Normale Ratenkredite und solche mit einer Tilgungsaussetzung bis zu 7 Jahren

Lieferanten-kredite	• kurzfristige Lieferantendarlehen
	  • Ausnutzen eines gewährten Zahlungsziels ggf. unter Verzicht auf die Inanspruchnahme eines Skontos
	  • maximale Laufzeit von 90 Tagen
	  • nach Ablauf des Zahlungsziels sofort in einem Betrag fällig

Tabelle 4.7: Finanzierungsarten im Überblick

Finanzierungsart	Wesen der Finanzierung
Lieferanten-kredite (Fortsetzung)	• Ausnahme kann die Erstfinanzierung eines Sortiments sein, wofür Ratenkredite vereinbart werden, die in Teilzahlungen bezahlt werden • langfristige Lieferantendarlehen 　• dienen der Beschaffung von Investitionsgütern wie z. B. Einrichtungen und Ausrüstungen 　• indirekte Absatzfinanzierung, die gleichzeitig der Sicherung der Absatzwege dient 　• besondere Verbreitung bei Brauereien, Getreidemühlen und Großhandelsunternehmen 　• oftmals erfolgt die Tilgung durch Bonifikationen
Leasing	• Leasinggegenstand wird vom Leasinggeber an den Leasingnehmer gegen Zahlung eines vereinbarten Nutzungsentgelts zur Nutzung überlassen • ähnlicher Charakter wie bei Mietverträgen nur mit dem Unterschied, dass Gewährleistungsansprüche auf den Leasingnehmer übergehen • direktes Leasing vom Hersteller oder einer Tochterfirma • indirektes Leasing, wenn der Leasinggeber nicht der Hersteller ist und den Leasinggegenstand selbst finanziert
Factoring	• Forderungsverkauf an einen Dritten (z. B. tierärztliche Verrechnungsstelle), die der kurzfristigen Umsatzfinanzierung (Liquiditätsfunktion) dient • Nach Rechnungseingang zahlt der Factor umgehend in Abhängigkeit von der individuellen Bonität einen Vorschuss i.H.v. bis zu 70 bis 80 % des Rechnungsbetrages • mit Eingang der Zahlung des Kunden wird der restliche Betrag unter Einbehalt der vertraglich vereinbarten Gebühren überwiesen • Dienstleistungsfunktion durch Debitorenbuchhaltung und Inkassodienst

Tabelle 4.7: Finanzierungsarten im Überblick *(Fortsetzung)*

in verschiedener Art und Weise zum Tragen kommen. Im Wesentlichen lassen sich folgende Finanzierungsarten unterscheiden (Tab. 4.7).

Neben den Finanzierungsarten sind die **Tilgungsarten** von Bedeutung, da sich der Kapitaldienst aus Zins- und Tilgungszahlungen zusammensetzt und damit direkten Einfluss auf die Liquidität der Praxis hat. Zudem gilt die Regel: „Wer spät tilgt, zahlt mehr Zinsen". Demnach hat derjenige Praxisinhaber, der mehr Zinsen zahlt, die teurere Finanzierung und es bietet sich an, möglichst früh zu tilgen. Eine schnelle Entschuldung steht damit möglicherweise im Widerspruch zu einer möglichst geringen Belastung aus dem Kapitaldienst.

Als Tilgungsarten kommen endfällige Tilgungen, Annuitätentilgung oder Ratentilgung in Frage. Diese Tilgungsarten treten in Reinform auf oder als Kombination der verschiedenen Varianten.

Ein **endfälliges Darlehen** oder auch Tilgungsaussetzungsdarlehen ist dadurch gekennzeichnet, dass während der Laufzeit lediglich Zinszahlungen geleistet werden und der ursprüngliche Kreditbetrag unverändert bleibt. Erst zum Ende erfolgt die Rückzahlung des Darlehensbetrages in einer Summe. Durch die gleich bleibende Darlehenshöhe ist bei dieser Variante ein maximaler Schuldzinsenabzug möglich. Der Kapitaldienst besteht dann nur aus Zinszahlungen. In den Fällen, in denen die Tilgung aus parallel angesammelten Geldern erfolgt, muss die Sparrate zum Kapitaldienst hinzugerechnet werden. Diese Art der Tilgung bietet sich an, wenn Einnahmen aus anderen Quellen wie z. B. Ablaufleistungen von Versicherungsverträgen oder dem Verkauf von Vermögensgegenständen zu erwarten sind. Andererseits besteht die Gefahr, dass die Ablaufleistungen nicht ausreichen, um die Rückführung des Fremdkapitals zu gewährleisten. In diesem Fall besteht eine Tilgungslücke, die es am Laufzeitende zu schließen gilt.

Bei der **Ratentilgung** werden über die gesamte Laufzeit gleich bleibende Tilgungsraten vereinbart. Die Gesamtbelastung ist hierbei fallend, da die Zinsen auf die verbleibende Restschuld berechnet werden und mit jeder Tilgungsrate geringer werden. Demzufolge setzt sich der Kapitaldienst aus einer gleich bleibenden Tilgungsrate und einer fallenden Zinsbelastung zusammen.

Das **Annuitätendarlehen** ist durch einen jährlich gleich bleibenden Kapitaldienst (Annuität) gekennzeichnet. Im Zeitablauf kommt es zu einer Reduzierung der Zinsraten zugunsten steigender Tilgungsleistungen.

Am Ende sollte ein Finanzierungskonzept erarbeitet werden, welches dem Risikoprofil des Existenzgründers sowie der voraussichtlichen Ertragskraft der Praxis entspricht und nicht zuletzt auch steuerliche Komponenten berücksichtigt. Zudem ist es sinnvoll sich mit den öffentlichen Förderprogrammen vertraut zu machen, die beispielsweise über die Kreditanstalt für Wiederaufbau angeboten werden. Ebenso können regionale Kreditprogramme, die von den einzelnen Bundesländern aufgelegt werden, zu einer ausgewogenen Finanzierungskonzeption beitragen.

4.2.2 Risikomanagement

Durch den Weg in die Selbständigkeit verlässt der Existenzgründer sein bisheriges soziales Sicherungsnetz als Arbeitnehmer. Von nun an muss er die persönlichen und zusätzlich die betrieblichen Risiken in Eigenverantwortung absichern. Insbesondere für Gründer kann der Traum von der Selbständigkeit schnell zunichte gemacht werden, wenn es Lücken im Versicherungsschutz gibt und Schäden aus der eigenen Tasche bezahlt werden müssen.

Die Notwendigkeit der betrieblichen und persönlichen Versicherungen wird durch folgende Punkte bestimmt:

▸ Substanzerhaltung durch Absicherung der Sachwerte der Praxis
▸ Sicherung von Gewinn und fortlaufenden Geschäftskosten im Falle der Betriebsunterbrechung
▸ Sicherung der Praxis und des Privatbereichs gegen Haftpflichtansprüche Dritter
▸ Sicherung der Liquidität und des Fortbestandes der Praxis bei Unfall, Krankheit oder Tod.

Jede Praxis und deren Inhaber benötigen ein auf die individuellen Bedürfnisse zugeschnittenes **Risikomanagement**. Dabei wird der Begriff Risikomanagement oft lapidar mit „Versicherungen" verwechselt. Ganzheitliches Risikomanagement geht in seiner Bedeutung und Auswirkung sehr viel weiter und ist als dynamischer Prozess zu verstehen, der sich laufend an sich ändernde Rahmenbedingungen, wie z. B. Wachstum, anpassen muss.

Der **Risikobegriff** lässt sich als eine zukünftige Entwicklung definieren, die zu einem Verlust an:
▸ medizinischem Lebensstatus
▸ wirtschaftlichem Lebensstatus
▸ sozialem Lebensstatus
▸ ökologischem Lebensstatus führen kann.

Versicherbar ist im Allgemeinen lediglich der wirtschaftliche Verlust als Folge des Eintrittes von Risiken. Die medizinischen, sozialen und ökologischen Verluste weisen für den Einzelnen oder die Allgemeinheit einschneidende persönliche Konsequenzen auf, die den finanziellen Verlust noch übertreffen können oder im Nachhinein zu einem solchen führen können. Die bekannte Redensart, dass Geld nicht alles ist, bewahrheitet sich an dieser Stelle. Beispielhaft sei auf die persönlichen Folgen hingewiesen, die durch den Verlust der medizinischen Reputation oder des sozialen Status entstehen können, um zu ermessen, welche Auswirkungen die nicht monetären Risiken haben können.

4.2.2.1 Risikoarten

Beispielhaft seien hier folgenden Risikoarten genannt:

▸ Die klassischen betrieblichen Risiken aus dem Besitz und Betrieb der Praxis bzw. der Absicherung der materiellen und ideellen Werte, die z. B. durch Versicherungsverträge wie der Betriebs- und Berufshaftpflicht, der Praxisinventar-, Elektronik- und Betriebsunterbrechungsversicherung oder der Rechtsschutzversicherung etc. abgesichert werden
▸ Die persönlichen, berufsbedingt oder zum Teil auch privat auftretenden Risiken des Tierarztes wie z. B. Krankheit, Invalidität nach Unfällen, Arbeits- und Berufsunfähigkeit, die sich durch entsprechende private Versicherungen absichern lassen.
▸ Die finanziellen Folgen aus praxisbedingten Risiken, gegen die man sich nur begrenzt versichern kann. In diesem Zusammenhang sind z. B. der Forderungsausfall (Rechnungsausfall), Folgen von Seuchen, Preisdumping in einer Region trotz GOT, Zinsrisiken oder steuerliche Änderungen zu nennen.
▸ Die finanziellen Folgen aus privaten Ereignissen wie Trennung, Scheidung usw.
▸ Die Risiken aus der privaten und praxisbedingten Liquiditätssituation und -planung, z. B. hinsichtlich der Außenstände der Praxis, drohender Überschuldung, Fehleinschätzung der persönlichen Situation etc.
▸ Die Risiken, die sich aus der Wahl der Unternehmensform, der Gesellschafter und des Zeitpunktes eines etwaigen Zusammenschlusses oder auch der teilweisen bzw. ganzen Abgabe der Praxis ergeben.

Aus dieser beispielhaften Nennung der verschiedenen Risikoarten wird deutlich, dass es heute bei weitem nicht mehr ausreicht, sich nur auf die Absicherung eines bestimmten Risikos durch den Abschluss eines Versicherungsvertrages zu konzentrieren. Erst der Gesamtzusammenhang aller Risiken und die vernetzte Sichtweise ermöglichen ein sinnvolles Risikomanagement.

Mangels strukturierter Vorgehensweise entsteht oftmals im Laufe der Zeit ein unstrukturiertes Sammelsurium an Versicherungsverträgen, die jegliche Abstimmung im Hinblick auf die weiteren genannten Risiken vermissen lassen. Das Ergebnis sind zu hohe oder sinnlose Prämienzahlungen und latent schlummernde Deckungslücken. Ähnlich sieht es im Bereich privater oder praxisbedingter Vertragsabschlüsse jenseits von Versicherungsverträgen aus (z. B. Eheverträge, Testamente, Gesellschaftsverträge von Praxen etc.)

Risikomanagement definiert sich als ein **systematischer Prozess** des Erkennens, Gewichtens und Absicherns (oder auch der bewussten Inkaufnahme) von Risiken im persönlichen und praxisrelevanten Bereich. Dieser existenziell notwendige Prozess muss in regelmäßigen Abständen wiederholt werden, da die verschiedenen Risiken im Laufe des privaten und beruflichen Lebens einem ständigen Wechsel unterworfen sind. Die Zielsetzung ist eine kontinuierliche Reduktion der Risiken mit der Vorgabe, Nachteile für den Praxisinhaber, seine Familie und die Praxis zu vermeiden.

Die **Risikoanalyse** nimmt innerhalb der privaten und betrieblichen Finanzplanung eine zentrale Rolle ein. Ohne die Identifikation und die bedarfsgerechte Absicherung der wichtigsten Lebens- und Praxisrisiken bzw. die entsprechenden Handlungsempfehlungen im finanziellen Bereich kann jede betriebliche oder private Vermögens-, Ertrags- und Liquiditätsplanung wie auch die persönliche Lebensplanung in Sekundenschnelle zur Makulatur werden.

Daher ist die Absicherung der Existenz zerstörenden und Existenz bedrohenden Risiken die Basis, auf der sämtliche betriebswirtschaftliche und persönliche Überlegungen beruhen müssen. Im Zusammenhang mit der Risikogewichtung sind neben den beiden vorstehend genannten Gefahrenklassen noch solche Risiken zu nennen, deren Eintritt lediglich finanziell belastend ist.

4.2.2.2 Risikogewichtung

Nach der Risikoanalyse folgt die vergleichende Bewertung der Risiken im Hinblick auf den Gefährdungsgrad. Maßgeblich ist der größtmögliche Schaden, der bei Eintritt des zu betrachtenden Risikos als „Worst-case-Szenario" denkbar ist. Das Ergebnis der Risikogewichtung ist eine Einteilung in Gefahrenklassen, die grundsätzlich auf den Einzelfall bezogen zu erfolgen hat.

Grundsätzlich ist es im Rahmen der **Risikoabsicherung** nicht notwendig, sich gegen jedes versicherbare Risiko mittels einer Versicherung zu schützen. Vermögensaufbau und Liquiditätsplanung sind Maßnahmen zur Risikovorsorge, die den Versicherungsbedarf senken können.

Zur Verdeutlichung sei auf die Zusammenhänge zwischen Risikomanagement und Vermögensaufbau sowie Risikomanagement und Liquiditätsplanung hingewiesen.

Für den Zusammenhang von Vermögensaufbau und Risikoabsicherung gilt:

„Je größer das Vermögen, desto mehr Risiken lassen sich aus eigenen Rücklagen decken".

Die Selbsttragung von Risiken ist für den Tierarzt bzw. Praxisinhaber nur dann rentabel, wenn die von ihm zu tragenden Schadenskosten im langfristigen Vergleich geringer als die zu zahlenden Versicherungsprämien sind. Dieses Vorgehen setzt jedoch voraus, dass zum Zeitpunkt der Entscheidung schon so hohe Rücklagen aufgebaut worden sind, dass ein plötzlich auftretender Schaden sofort beglichen werden kann.

Für den Zusammenhang von Liquiditätsplanung und Risikoabsicherung gilt:

„Je höher die selbst zu tragenden Risiken sind, desto größere Reserven müssen im Rahmen der Liquiditätsplanung vorgehalten werden".

Der Vermögensaufbau allein reicht unter Umständen im Schadensfall nicht aus, da die

Praxisrisiken	Nutztier-/Gemischt-, Pferdepraxis	Kleintierpraxis
Existenz-zerstörende Risiken	**Versicherbare Risiken:** • Berufs- und Betriebshaftpflicht-schäden inkl. Kaufgutachten + Haftung für Angestellte und ggf. Partner • Kfz-Haftpflichtschäden • Bei Kliniken: Elementarschäden am Praxisgebäude **Nicht versicherbare Risiken:** • Verstoß gegen AMG • Steuerhinterziehung • Unvollständige oder zu späte Rechnungslegung • Mangelnde Fortbildung	**Versicherbare Risiken:** • Schwere Personenschäden aus der Betriebshaftpflicht • Elementarschäden am Praxisgebäude oder der Praxisausstattung **Nicht versicherbare Risiken:** • Verstoß gegen AMG • Steuerhinterziehung
Existenz-bedrohend	**Versicherbare Risiken:** • Elementarschäden und Vandalismus sowie Betriebsunterbrechung, • Praxisausfall • Betreibungskosten durch die Vertragsrechtsschutzvers. **Nicht versicherbare Risiken:** • Vorsatz und bedingter Vorsatz • Seuchen und deren Folgen • Pferdepraxis: Nicht-Anwesenheit bei Turnieren • Honorarausfall durch Nichtzahler • Falsch strukturierte Finanzierungen • Zu hohe Medikamentenbestände • Steuerliche Fehlplanung • Mangelhafte wirtschaftliche Planung (Kosten- und Erfolgs-, Quartals- und Mehrjahresplanung etc.) • Unter Umständen: Falsche Gesellschaftsform/Inhaberstruktur	**Versicherbare Risiken:** • Berufs- und Betriebshaftpflicht-schäden inkl. Gutachten wie Wesenstests oder HD-Gutachten + Haftung für Angestellte mit Aus-nahme schwerer Personenschäden • Honorarausfall • Elementarschäden und Vandalismus sowie Betriebsunterbrechung • Praxisausfall **Nicht versicherbare Risiken:** • Finanzierungsrisiko • Schwere Vertrauensschäden • Zu hohe Medikamentenbestände • Zuviel Personal • Unvollständige oder zu späte Rechnungslegung • Mangelhafte wirtschaftliche Planung (Kosten- und Erfolgsplanung Quartalsplanung, Mehrjahresplanung etc.) • Unter Umständen: Falsche Gesellschaftsform/Inhaberstruktur

Tabelle 4.8: Praxisrisiken einer Tierarztpraxis

Praxisrisiken	Nutztier-/Gemischt-, Pferdepraxis	Kleintierpraxis
Lediglich finanziell belastend	**Versicherbare Risiken:** • Kfz-Kaskoschäden • Sonstige Rechtsanwaltkosten **Nicht versicherbare Risiken:** • mangelnde Verzinsung hoher Guthaben auf dem Praxiskonto • Mangelhafte Nachfolgeplanung	**Versicherbare Risiken:** • Betreibungskosten und sonstige Rechtsanwaltkosten **Nicht versicherbare Risiken:** • mangelnde Verzinsung hoher Guthaben auf dem Praxiskonto • Mangelhafte Nachfolgeplanung

Tabelle 4.8: Praxisrisiken einer Tierarztpraxis *(Fortsetzung)*

Private Risiken

Existenz-zerstörende Risiken

Versicherbare Risiken:
• Tod
• Berufs-/Erwerbsunfähigkeit
• Invalidität bei Verlust oder Gebrauchsunfähigkeit von Gliedmaßen
• Privathaftpflichtschäden
• Behandlungskosten bei schweren Dauererkrankungen
• Keine oder unzureichende Altersversorgung

Nicht versicherbare Risiken:
• Zu hohe Privatkosten
• Persönliche Haftung mit dem ganzen Vermögen für Vergehen Dritter und die Wahl der falschen Unternehmensform in der Praxis

Existenz-bedrohend

Versicherbare Risiken:
• Pflegekosten bei Pflegefällen
• Sonstige höhere Behandlungskosten bei Krankheit
• Verdienstausfall bei Krankheit
• Elementarschäden am privaten Wohneigentum oder am Hausrat

Nicht versicherbare Risiken:
• Schlecht strukturierte Vermögenswerte
• Steuerliche Fehlplanung

Lediglich finanziell belastend

Versicherbare Risiken:
• Sonstige Rechtsanwaltkosten
• Reiserücktrittskosten

Nicht versicherbare Risiken:
• Mangelnde Verzinsung hoher Guthaben auf dem Privatkonto
• Nachteilige Testamentsregelung

Tabelle 4.9: Private Risiken eines praktizierenden Tierarztes

Finanzmittel im Fall der Fälle auch tatsächlich verfügbar sein müssen. Diese grundsätzlichen Aussagen entfalten ihre Bedeutung sowohl auf den betrieblichen als auch auf den privaten Bereich. Damit wird deutlich, dass die Bedeutung eines effektiven Risikomanagements wesentlich über den unsystematischen Abschluss von einzelnen Versicherungsverträgen hinausgeht. In der Praxis werden die tatsächlichen Deckungslücken oftmals erst im Schadenfall sichtbar.

In dem Zusammenhang muss aber noch einmal dringend darauf hingewiesen werden, dass für eine Risikobeurteilung das Worst-case-Szenario zugrunde zu legen ist. Ein Nutztierpraktiker kann z. B. sicherlich eine durch ihn zu Schaden gekommene Kuh selbst zahlen, wird aber bei einer durch ihn verursachten Seuchenverschleppung froh über eine entsprechend hohe Berufshaftpflichtversicherung sein. Es gibt übrigens auch heute noch einige Tierärzte, die keine Berufshaftpflichtversicherung abgeschlossen haben.

Zur Verschaffung eines konkreten Überblicks über die Absicherungssituation bietet sich die Erstellung eines Versicherungsspiegels an, wobei gleichzeitig Über- und Unterversicherungen identifiziert werden. Zusätzlich sollten mehrere unabhängige (und für Tierärzte qualifizierte) Berater das Risiko einschätzen und entsprechende Angebote zu deren Absicherung unterbreiten. Es gibt nicht die beste Versicherung, sondern nur die besten Bedingungen, die möglichst viele Risiken, denen die Praxis oder der Tierarzt ausgesetzt ist, ohne Einschränkungen einschließen. Erst danach ist die Prämienhöhe wesentlich.

Die nicht versicherbaren Risiken sind, wo möglich, durch entsprechende Verträge zu verringern. Darüber hinaus gibt es nun einmal Risiken, die man als schicksalhaft hinnehmen muss, denen man jedoch in beinahe jedem Beruf ausgesetzt ist.

4.2.3 Geschäftsplan

Am Ende aller Planungs- und Konzeptionsüberlegungen steht der Geschäfts- oder Businessplan als schriftliche Zusammenfassung eines schlüssigen Gesamtkonzepts. Als **Visitenkarte** und Werkzeug des Existenzgründers sollte dem Businessplan große interne und externe Bedeutung beigemessen werden.

Mit der Vorlage eines professionell ausgearbeiteten Businessplans stellt der Gründer dar, dass er in der Lage ist, die vielfältigen Aspekte der Unternehmensgründung und Praxisführung aufzuarbeiten und klar darzustellen. Damit wird der Businessplan zum Schlüsseldokument für die Beurteilung der geplanten Geschäftstätigkeit und stellt die Basis für die Kommunikation mit Banken, Förderinstitutionen und Beratern dar.

Als **Werkzeug** dient der Geschäftsplan dem Existenzgründer als Orientierungshilfe und Meilensteinplanung. Durch die Analyse der tatsächlichen Geschäftsentwicklung und dem Abgleich mit den Vorgaben im Geschäftsplan können Abweichungen und Probleme frühzeitig erkannt und bewältigt werden. Somit ist der Businessplan ein wichtiges Hilfsmittel zur Steigerung von Effizienz und Effektivität.

Grundsätzlich besteht ein Businessplan aus einem verbalisierten Teil, einem rechnerischen Teil und einem Anhang. Eine exakte und einheitliche Definition, welche Kapitel und Inhalte der Geschäftsplan enthalten soll, gibt es nicht. Vielmehr haben sich im Laufe der Zeit unterschiedliche Anforderungsprofile entwickelt, die auf unterschiedliche Vorstellungen von Banken, öffentlichen Fördereinrichtungen, Beratern oder Businessplan-Wettbewerben zurückzuführen sind. Die relevanten Inhalte sind jedoch überall nahezu gleich vorgegeben. Abweichungen ergeben sich lediglich bei der Reihenfolge der Gliederungspunkte und den Zuordnungen zu den jeweiligen Kapiteln.

Für den Aufbau eines tierärztlichen Businessplans hat sich folgender **Inhalt** bewährt:

inhaltliche Bestandteile	Erläuterungen
Existenz-gründer und dessen Qualifikation	• Lebenslauf • beruflicher Werdegang • fachliche Qualifikation • unternehmerische Qualifikationen • Weiterbildungen • Zulassungsvoraussetzungen für die Ausübung der tierärztlichen Tätigkeit
Geschäftsidee	• Gegenstand des Unternehmens • Branchendarstellung • Unternehmensphilosophie • Dienstleistungsspektrum der Praxis • Alleinstellungsmerkmale • Sitz der Praxis • Rechtsform
Kunden	• Zielgruppendefinition • Privatkunden • Firmenkunden (Züchter, Zoo, etc.) • Bedürfnisse und Erwartungshaltung der Tierhalter • bereits vorhandene Kundenklientel • potenzielle Neukunden • gesamtes Kundenpotenzial • angestrebter Marktanteil • Kaufkraft
Konkurrenz	• Identifikation direkter und indirekter Wettbewerber • Anzahl der Wettbewerber • Wettbewerbsintensität • Image und Dienstleistungsangebot
Standort der Praxis	• Praxisstandort • Einzugsgebiet der Praxis • Image des Standortes • Infrastruktur • Erscheinungsbild der Immobilie • Funktionalität und Erweiterungsmöglichkeiten
Werbe-maßnahmen	• Marketingmaßnahmen • Marketinginstrumente • besonderes Eröffnungsmarketing zum Markteintritt • permanente Kundenansprache und Kundenbindung nach Eröffnung der Praxis

Tabelle 4.10: Inhalt eines Businessplans

inhaltliche Bestandteile	Erläuterungen
Praxisführung und Personal	• Praxismanagement • Aufbau- und Ablauforganisation • Praxisverwaltung • Buchführung • ggf. Existenzgründercoaching
Investitions- und Kapital- bedarf	• tabellarische Darstellung derjenigen Gegenstände, die zur Aufnahme und Durchführung des Praxisbetriebes notwendig sind (Grundstücke, Gebäude, Praxisausstattung, Geräte, Fahrzeuge, Software, etc.) • Abwägung Neu- oder Gebrauchtanschaffung • erstes Apothekenlager • erster Warenbestand • Markterschließungskosten • Beratungskosten
Finanzierungs- bedarf und Finanzierungs- konzept	• Darstellung der Kapitalquellen • Eigenkapital (eigene Barmittel, Sacheinlagen, etc.) • Fremdkapital (Darlehen von Kreditinstituten, Fördermittel, Privatdarlehen von Verwandten und Freunden) • Darstellung des Kapitaldienstes
Ertrags- vorschau	• Umsatzplan • Kostenplan • Prognose für einen Betrachtungszeitraum von 3 Jahren
Liquiditäts- planung	• Monatliche Einnahmen • Monatliche Ausgaben • Prognose für die ersten 12 Monate • Kontrollinstrument, da Gewinn nicht automatisch Liquidität bedeutet und die Zahlungsfähigkeit in jedem Monat gewährleistet sein soll
Zukunfts- aussichten und Wachstums- chancen	• Erwartungen und Herausforderungen der Branche • Erweiterung des Dienstleistungsspektrums • Spezialisierungen • Wachstumspotenzial
Anhang	• Tabellarischer Lebenslauf • Approbationsurkunde • Promotionsurkunde • Weiterbildungsverzeichnis

Tabelle 4.10: Inhalt eines Businessplans *(Fortsetzung)*

Während der Gründer beim Schreiben des Geschäftsplans gezwungen wird, sich dezidiert mit den vorstehend genannten Inhalten auseinanderzusetzen, Überlegungen anzustellen und ggf. Korrekturen durchzuführen, stellt das Rechnen erfahrungsgemäß ein weitaus größeres Problem dar. Obwohl die Kenntnis der vier Grundrechenarten ausreicht, um die erforderlichen Kalkulationen durchzuführen, scheuen viele Tierärzte die Komplexität der Berechnungen ebenso wie die zahlreichen betriebswirtschaftlichen und buchhalterischen Fachausdrücke.

Beim Schreiben bzw. Rechnen des Businessplans sollte nicht vergessen werden, dass es externe Adressaten gibt, die den Geschäftsplan nicht nur lesen sondern auch verstehen müssen.

Als grundsätzliche **Merkmale überzeugender Businesspläne** kommen folgende Aspekte zum Tragen:

Merkmal	Bedeutung
Klarheit	• klare Strukturierung • eindeutige Formulierungen • Akzentuierung wesentlicher Aussagen • Vollständigkeit und dennoch Konzentration auf das Wesentliche (maximal 25-30 Seiten)
Sachlichkeit	• überschwängliche Darstellungen erzeugen Skepsis • zu pessimistische Darstellungen erzeugen Zweifel • Sachliche Darstellung ermöglicht objektives Abwägen der vorgetragenen Argumente
Verständlich-keit	• Inhalt muss auch für Laien verständlich sein • Verzicht auf die Darstellung komplexer medizinischer Sachverhalte • Verzicht auf die Darstellung technischer Details • Geschätzt werden i. d. R. vereinfachte Darstellungen
Erscheinungs-bild	• Vorteilhaft ist ein Erscheinungsbild wie aus einem Guss auch wenn mehrere Personen bei der Erstellung beteiligt waren • einheitliche Darstellungsart • einheitliche Darstellungstiefe • optisch einheitliche Gestaltung (Schrifttypen, Einbindung von Grafiken, Einbindung des eigenen Logos)

Tabelle 4.11: Merkmale überzeugender Businesspläne

4.3 Umsetzungs- und Realisierungsphase

Nach der Erstellung des Businessplans beginnt mit der Umsetzungs- und Realisierungsphase der letzte Abschnitt der eigentlichen Gründungsphase.

Der erste Schritt in der Umsetzungsphase ist die Wahl der geeigneten Rechtsform und bei Mehr-Personen-Gesellschaften der Abschluss eines Gesellschaftsvertrages.

Im Anschluss daran erfolgt die Finanzierung des Unternehmens Tierarztpraxis, da ohne das notwendige Kapital alle weiteren Überlegungen obsolet sind. Mit Sicherstellung der Finanzierbarkeit müssen Investitionsgüter, Waren, Personal und Räumlichkeiten beschafft werden. Auch hierbei müssen Verträge mit den Lieferanten und Kooperationspartnern geschlossen werden.

Vor Aufnahme der Praxistätigkeit sollte sich der Existenzgründer auch Gedanken über die Absicherung der beruflichen und privaten Risiken durch den Abschluss entsprechender Versicherungsverträge machen.

Der letzte Schritt im Rahmen der Umsetzungsphase wird durch die Erfüllung aller notwendigen Formalitäten determiniert. Dies betrifft die Einhaltung gesetzlicher Vorschriften und das Einholen von Genehmigungen sowie die Anmeldung der tierärztlichen Tätigkeit als niedergelassener Tierarzt.

4.3.1 Rechtsformwahl

Die Wahl der **Rechtsform** gehört zu den langfristig wirksamen unternehmerischen Entscheidungen. Die Frage nach der Rechtsform stellt sich nicht nur bei der Neugründung eines Betriebes, sondern auch, wenn sich wesentliche persönliche, wirtschaftliche, rechtliche oder steuerrechtliche Faktoren ändern. Eine ganz bestimmte Rechtsform, die heute die beste ist, muss dies nicht auf Dauer bleiben.

Generell kann man davon ausgehen, dass es die ideale Rechtsform für ein Unternehmen nicht gibt. Gleichgültig, für welche Form man sich entscheidet, es müssen Vor- und Nachteile berücksichtigt werden.

Zu den **Kriterien der Rechtsformwahl** gehören folgende Aspekte:
- Rechtsgestaltung, insbesondere die Frage der Haftung
- Leitungsbefugnisse (Geschäftsführung, Mitbestimmungsrechte)
- Gewinn- und Verlustbeteiligung, sowie Entnahmerechte
- Kapitaleinsatz (Mindeststammeinlagen bei Kapitalgesellschaften)
- Finanzierungsmöglichkeiten mit Eigen- und Fremdkapital
- Steuerliche Aspekte
- Formvorschriften und Gründungsaufwand
- Kosten für Buchführung, Jahresabschluss etc.
- Aufnahme von Praxispartnern/Nachfolgeregelung/Praxisabgabe
- Möglichkeiten der Altersvorsorge.

Grundsätzlich ist zwischen der alleinigen Berufsausübung des Tierarztes als Einzelunternehmer und der gemeinschaftlichen Berufsausübung mehrerer Tierärzte zu unterscheiden. Im Falle der gemeinschaftlichen Berufsausübung wird von Gesellschaften gesprochen, die sich ihrerseits wiederum nach Personen- und Kapitalgesellschaften differenzieren lassen. Zu den Personengesellschaften gehören die Gesellschaft bürgerlichen Rechts (GbR) und die Partnerschaftsgesellschaft. Zu den Kapitalgesellschaften zählen die Gesellschaft mit beschränkter Haftung (GmbH) und die Aktiengesellschaft (AG).

Derzeit werden die meisten Tierarztpraxen als Einzelunternehmen geführt. Die dominierende Rechtsform im Bereich der gemeinschaftlichen Berufsausübung ist die GbR. Dies gilt sowohl für Gemeinschaftspraxen, Praxisgemeinschaften oder Apothekengesellschaften, die bspw. neben der tierärztlichen Gemeinschaftspraxis als Abgabegesellschaft geführt werden, um die gewerbliche Infektion der freiberuflichen Tätigkeit zu vermeiden. Einen geringen Anteil bei der tierärztlichen Rechtsformwahl machen zurzeit die Kapitalgesellschaften aus, wobei in solchen Fällen die GmbH die dominierende Rechtsform ist.

Im Ergebnis gilt für den bzw. die Existenzgründer sich zunächst Gedanken über die vorstehend genannten Auswahlkriterien zu machen, um anschließend eine Gewichtung unter Berücksichtigung der eigenen Zielvorstellungen vorzunehmen. Es empfiehlt sich hierbei die Hilfe eines versierten Anwalts in Anspruch zu nehmen, der auch gleichzeitig bei der Ausarbeitung des Gesellschaftsvertrages behilflich ist. Auch wenn der Abschluss eines Gesellschaftsvertrages wie bei der GbR nicht zwingend erforderlich ist, sollte aus Gründen der Rechtssicherheit für alle beteiligten Partner ein Gesellschaftsvertrag abgeschlossen werden. Andererseits können etwaige Auseinandersetzungen zwischen den Gesellschaftern schnell Existenz gefährdend werden.

Obligatorisch ist der Abschluss eines Gesellschaftsvertrages bei einer Tierarzt-GmbH, da in jedem Fall eine notarielle Beurkundung stattfinden muss. Eine Tierarzt-GmbH kann sowohl von einem einzelnen Tierarzt als so genannte Ein-Mann-GmbH als auch von mehreren Tierärzten zur gemeinschaftlichen Berufsausübung gegründet werden. Für das Jahr 2008 steht eine GmbH-Reform an, d. h. die Rechtsform der GmbH soll deutlich attraktiver werden, um im Wettbewerb mit ausländischen Gesellschaftsformen mithalten zu können. In diesem Zusammenhang soll das Mindeststammkapital von 25.000,00 € auf 10.000,00 € gesenkt werden. Ebenso soll das Gründungsprocedere deutlich beschleunigt werden, da hier ein signifikanter Wettbewerbsnachteil z. B. zur englischen Limited besteht.

Im Allgemeinen reichen Musterverträge, die beispielsweise als Downloadmöglichkeiten angeboten werden, *nicht* aus, um den praxisspezifischen Anforderungen Rechnung zu tragen. Derartige Vertragsmuster können lediglich als Diskussionsgrundlage dienen. Bei der Ausarbeitung des Gesellschaftsvertrages sind nicht nur rechtliche sondern auch betriebswirtschaftliche und private Aspekte zu berücksichtigen, wenn es z. B. um die Absicherung der Praxis und deren Inhaber bei Unfällen oder Berufsunfähigkeit geht. Gleiches gilt für die Bewertungsmethode im Falle einer Trennung. In diesem Zusammenhang werden oftmals Regelungen getroffen, die mit einer realistischen Bewertungsmethode von Tierarztpraxen wenig zu tun haben und ihre Brisanz erst bei einer bevorstehenden Trennung oder bei der Aufnahme neuer Gesellschafter entfalten.

4.3.2 Finanzierung und Bankgespräch

Das im Businessplan ausgearbeitete Finanzierungskonzept ist im Zuge der Realisierungsphase umzusetzen. Dazu ist ein geeigneter Finanzierungspartner zu finden. Nachdem die erste Hürde mit der Erstellung des Geschäftsplans genommen wurde, stehen nunmehr Bankgespräche an, um potenzielle Kreditgeber von sich selbst und der Geschäftsidee zu überzeugen.

Die Auswertung eines bundesweiten Aktionstages der Industrie- und Handelskammern zur Ermittlung der Ursachen für die Ablehnung von Kreditwünschen aus dem Jahre 2006 ergab folgendes Bild:

▸ 46 % konnten kein ausgereiftes Geschäftskonzept vorlegen
▸ 31 % treten nicht sicher genug auf

▶ 27 % konnten Nachfragen zum Businessplan nicht schlüssig beantworten
▶ 25 % hatten weitere Defizite beim Gespräch mit Kreditinstituten
▶ 17 % überlassen dem Berater die Gesprächsführung.

Im Ergebnis gingen mehr als die Hälfte der Existenzgründer schlecht vorbereitet ins Bankgespräch. Aus den vorstehend genannten Fehlern können sich folgende Handlungsempfehlungen für tierärztliche Existenzgründer ableiten lassen:

▶ intensive Vorbereitung des Bankgesprächs
▶ detaillierte Kenntnisse des Unternehmenskonzepts
▶ gedankliche Vorbereitung auf mögliche Fragen zum Konzept und zur persönlichen Situation
▶ Versuch das Verhalten des Bankmitarbeiters nachzuvollziehen und auf eventuelle Bedenken einzugehen
▶ Führen des Gespräches in Begleitung des Unternehmensberaters, jedoch Präsentation der Geschäftsidee durch den Existenzgründer
▶ realistische Vorstellung der betrieblichen Zukunft
▶ selbstbewusste Präsentation des Vorhabens als Geschäftspartner und nicht als Bittsteller.

Neben dem Businessplan und den Qualifikationsnachweisen verlangt die Bank oder Sparkasse eine private Vermögensbilanz, eine private Einnahmen- und Ausgabenrechnung sowie den Praxismietvertrag und den Gesellschaftsvertrag. Beim Kauf einer Praxis oder eines Praxisanteils kann ein Praxiswertgutachten hilfreich sein. Dies gilt umso mehr, wenn sich der Bankmitarbeiter nicht mit den Besonderheiten von Tierarztpraxen auskennt. Hin und wieder kommt es vor, dass manch ein Mitarbeiter meint den Tierärztemarkt zu kennen, weil er einen Bekannten hat, der selbst Tierarzt ist. In solchen Fällen ist es von Vorteil, wenn der am Gespräch teilnehmende Unternehmensberater die Nachhaltigkeit der Wertermittlung untermauern und den Existenzgründer in seiner Kaufentscheidung bestätigen kann.

Dennoch kommt es häufig vor, dass Banken den Finanzierungswünschen ablehnend gegenüberstehen. Dann sind vom Existenzgründer die Gründe für die Absage zu hinterfragen, um eventuell vorhandene Schwachstellen abzubauen oder zu beseitigen. In jedem Fall sollte sich der Gründer beim nächsten Bankgespräch entsprechende Gegenargumente zurechtgelegt haben, wenn der Businessplan bereits im Vorfeld an verschiedene Kreditinstitute verschickt worden ist. Im Allgemeinen möchten Sparkassen und Banken den Geschäftsplan vor dem Erstgespräch lesen, um sich selbst auf den Gesprächstermin vorzubereiten und bestenfalls schon einen ersten Finanzierungsvorschlag unterbreiten zu können.

Es empfiehlt sich zudem immer, mit mehreren Kreditinstituten in Kontakt zu treten, da es von Institut zu Institut unterschiedliche Affinitäten bei der Finanzierung von Tierärzten gibt. In einem Fall wurde eine Existenzgründungsfinanzierung abgelehnt, obwohl der Tierarzt das komplette Kapital auf seinem Girokonto vorweisen konnte und es der Bank als Sicherheit abtreten wollte. Dieses Verhalten lässt lediglich den Schluss zu, dass zum Zeitpunkt der Kreditanfrage die Finanzierung einer Tierarztpraxis nicht ins Kreditportfolio der Bank passte.

Dem Kreditgeber dient in erster Linie der Tierarzt mit seinen fachlichen und kaufmännischen Fähigkeiten als Garant für die ordnungsgemäße Rückführung des Fremdkapitals. Daneben baut die Bank auf die Wirtschaftkraft der Praxis, um Zins und Tilgung zu bedienen. Darüber hinaus werden naturgemäß weitere banktübliche Sicherheiten verlangt. Hierzu gehören z. B. Grundpfandrechte, Bankguthaben, Kapitallebensversicherungen, Wertpapiere, Bürgschaften, Geräte, Praxisausstattung, Kundenforderungen oder auch das Warenlager. Für die Bank stellen sich verschiedene Fragen:

▸ Sind die vorhandenen Sicherheiten ausreichend?
▸ Müssen Sicherheitsabschläge in Form einer niedrigeren Bewertung vorgenommen werden?
▸ Wie schnell sind die Sicherheiten zu verwerten (Stichwort: Fungibilität)?

Verfügt der Existenzgründer nicht über ausreichende Sicherheiten, so können Bürgschaften von Vorteil sein. Hierbei kommen private Bürgschaften oder öffentliche Bürgschaften der Bürgschaftsbanken in Frage. Während Bürgschaften von Privatpersonen eher selten vorkommen, stellen die Ausfallbürgschaften der jeweiligen Bürgschaftsbank vollwertige Kreditsicherheiten für die Hausbank dar.

Als erste Anlaufstation im Rahmen einer Praxisfinanzierung sollte die eigene Hausbank kontaktiert werden, sofern der Existenzgründer dort als guter und zuverlässiger Kunde bekannt ist. Nichts desto trotz ist es ratsam Finanzierungsanfragen auch bei anderen Kreditinstituten zu stellen. Dies gilt umso mehr, wenn es mehrere Kreditzusagen gibt und Konditionen und Kosten ohnehin verglichen werden müssen. Im Einzelfall ist jedoch abzuwägen, ob die letzte Stelle hinter dem Komma den Wechsel zu einer anderen Bank rechtfertigt, wenn in der Vergangenheit vertrauensvoll mit der Hausbank zusammengearbeitet wurde.

Am Ende sind die vorstehend genannten Kriterien gegeneinander abzuwägen und eine Finanzierungsentscheidung zu treffen bzw. ein Darlehensvertrag zu unterschreiben.

4.3.3 Praxisimmobilie

Außer bei reinen Fahrpraktikern ist die Praxisimmobilie der Ort der tierärztlichen Leistungserbringung und damit Anlaufstelle für die Patientenbesitzer. Denkbar ist der Bau oder Kauf einer Praxisimmobilie. Der Praxisbetrieb kann auch in gemieteten Praxisräumen durchgeführt werden. Unabhängig davon, ob die Immobilie gekauft oder gemietet wird, ist für eine rechtzeitige **Bezugsfertigkeit** zu sorgen, die mit dem geplanten Eröffnungstermin korrespondiert. Sämtliche Aktivitäten werden in dieser Phase der Gründung auf die Praxiseröffnung abgestimmt. Das Mobiliar und die medizinisch-technische Ausstattung werden ebenso wir Waren- und Apothekenbestand rechtzeitig zum Eröffnungstermin bestellt. Zu Problemen kommt es, wenn der vereinbarte Termin aufgrund von Umbau- oder Renovierungsarbeiten nicht eingehalten werden kann. In diesem Fall müssen Liefertermine verschoben oder die Lieferungen zwischengelagert werden. Aus diesem Grund sind vertragliche Regelungen zu empfehlen, die die rechtzeitige Bezugsfertigkeit eindeutig definieren.

Bei der Anmietung von Praxisräumlichkeiten ist neben der Lage auch ein langfristiger Mietvertrag von Vorteil. Vom Existenzgründer ist auf eine langfristige Festschreibung des Mietvertrages zu achten, die einen Zeitraum von mindestens 5 bis 10 Jahren umfassen sollte. Hierbei handelt es sich mitunter auch um einen Aspekt, der von potenziellen Kreditgebern hinterfragt wird. Neben einer langen **Vertragslaufzeit** ist eine einseitige, nur auf die Person des Tierarztes ausgelegte Verlängerungsoption empfehlenswert, die nicht von der Zustimmung des Vermieters abhängt. Bestenfalls können zwei Verlängerungsoptionen von jeweils fünf Jahren vereinbart werden, die den Fortbestand der Praxis an ein und demselben Standort sichern.

Auf den Abschluss eines langfristigen Mietvertrages kann verzichtet werden, wenn:

- der Mietzins die Vergleichsmieten aus der näheren Umgebung übersteigt
- die Wertsicherungsklauseln während der Vertragslaufzeit nicht zu einem Mietzins führen, der über den Vergleichsmieten liegt
- künftige Baumaßnahmen keine Benachteiligung des Praxisstandortes erwarten lassen
- aufgrund hoher Leerstandsquoten ein radikales Sinken der Mietpreise zu erwarten ist
- keine Umstände zu erwarten sind, die die Ausübung des tierärztlichen Berufs nachhaltig erschweren könnten.

Langfristige Mietverträge enthalten im Allgemeinen eine **Wertsicherungsklausel**, durch die die Geldentwertung zwischen dem Zeitpunkt des Vertragsabschlusses und dem Zahlungszeitpunkt ausgeglichen werden soll. Eine Wertsicherungsklausel sichert nämlich für beide Vertragsparteien die langfristig vereinbarten Zahlungsverpflichtungen dadurch, dass sie diese Zahlungsverpflichtungen an die Preisentwicklung anpasst. Damit trägt die Wertsicherungsklausel dem Umstand Rechnung, dass wiederkehrende Leistungen Kaufkraftschwankungen unterliegen. Wertsicherungsklauseln stellen üblicherweise auf einen von der amtlichen Statistik berechneten Preisindex ab, der sich z. B. an den Lebenshaltungskosten aller privaten Haushalte in Deutschland orientiert.

Bei Räumen, die bislang noch nicht als Praxisräume für eine Tierarztpraxis genutzt wurden, ist zwingend darauf zu achten, dass auf Kosten und auf Risiko des Vermieters vom zuständigen Amt zunächst die Nutzungsänderung genehmigt wird, bevor der Mietvertrag unterschrieben wird. Immer wieder kommt es vor, dass Zeit und Geld investiert wird und sich im nach hinein herausstellt, dass an dem betreffenden Standort keine Tierarztpraxis genehmigt wird.

Auch wenn der Abschluss eines langfristigen Mietvertrages für den Gründer von Vorteil ist, so kann sich eine langfristige Bindung insbesondere dann negativ auswirken, wenn unerwartete Ereignisse die Fortführung des Praxisbetriebes unmöglich machen. Ein **außerordentliches Kündigungsrecht** sollte unter Berücksichtigung unterschiedlicher Eventualitäten wie z. B. Berufsunfähigkeit oder Unwirtschaftlichkeit der Praxis im Mietvertrag Berücksichtigung finden.

Vorsorglich sollte dem Mieter das Recht zur Gründung einer **Berufsausübungs- oder Organisationsgemeinschaft** (Gemeinschaftspraxis, Partnerschaftsgesellschaft, Praxisgemeinschaft) oder zur Untervermietung eingeräumt werden.

Ebenso ist bei langfristigen Mietverträgen auf die Regelung der **Rechtsnachfolge** z. B. bei Tod oder Berufsunfähigkeit des Mieters zu achten. Gleiches gilt für den Fall der vorzeitigen freiwilligen Praxisaufgabe. In diesen Fällen sollte es dem Praxisinhaber bzw. dessen Erben gestattet sein, einen Nachmieter zu stellen, den der Vermieter nur bei schwerwiegenden Bedenken ablehnen kann. Bei Tod des Mieters sollte das Kündigungsrecht des Vermieters erst dann greifen, wenn es den Erben nicht gelingt, innerhalb eines angemessenen Zeitraums einen Praxisnachfolger zu finden. Durch derartige Regelungen soll der Verflüchtigung des ideellen Wertes vorgebeugt werden, wenn ein potenzieller Käufer der Praxis nicht am selben Standort praktizieren kann.

Sofern die Heizungsanlage nicht vom Mieter bedient wird, ist im Mietvertrag ausdrücklich zu regeln, dass in den Behandlungsräumen ständig eine bestimmte **Mindesttemperatur** zu herrschen hat. Dies gilt unabhängig von der üblichen Heizperiode, da dieser Zeitraum unter Umständen zu kurz bemessen sein kann.

Für den Fall, dass der Mieter an einem Erwerb der Immobilie zu einem späteren Zeitpunkt interessiert ist, sollte er sich im Vertrag ein **Vorkaufsrecht** ausbedingen, welches der notariellen Beurkundung bedarf.

Abschließend sollte der Mietvertrag eine Bestimmung enthalten, die den Vermieter verpflichtet bei der Verlegung der Praxis ein entsprechendes **Hinweisschild** für einen gewissen Zeitraum zu dulden.

Übernimmt der Existenzgründer eine Praxis deren Veräußerer gleichzeitig Eigentümer der Praxisräume ist, so empfiehlt sich zur Vermeidung späterer Streitigkeiten das Zustandekommen des Praxisübernahmevertrages an das Zustandekommen des Mietvertrages zu koppeln.

Ist der Praxisveräußerer nicht Eigentümer der Immobilie, ist es zweckmäßig, wenn zum Zeitpunkt der Praxisübernahme eine schriftliche Zustimmung des Vermieters vorliegt, die bestätigt, dass der Käufer in den Mietvertrag eintritt. Ebenso ist es möglich, dass Praxiserwerber und Vermieter einen Nachtrag zum bestehenden Mietvertrag abschliessen, mit dem Veräußerer den Eintritt des Erwerbers in den laufenden Mietvertrag vereinbaren und die Mietdauer mit dem Abschluss des Nachtrags neu zu laufen beginnt. Der übrige Vertragsinhalt kann davon unberührt bleiben.

Bei einem Praxismietvertrag handelt es sich um Geschäftsräume im Sinne des Mietrechts, der nicht dem besonderen Mieterschutz für Wohnraum unterliegt. Auf die Verwendung von Mietvertragsformularen ist nach Möglichkeit zu verzichten, da diese nicht auf die Bedürfnisse von Tierarztpraxen zurechtgeschnitten sind.

4.3.4 Personal

Eine der größten Schwierigkeiten neu gegründeter Unternehmen ist es, gute Mitarbeiter, d. h. sowohl Assistenztierärzte als auch Tiermedizinische Fachangestellte, zu gewinnen. Die Qualifikation, die Zuverlässigkeit, die Kundenorientierung und die Einsatzbereitschaft der Mitarbeiter sind die Grundpfeiler der Tierarztpraxis als Service- und Dienstleistungsunternehmen.

Plötzlich wird der Tierarzt zum Arbeitgeber und muss sich mit dem Thema **Personalwirtschaft oder Personalmanagement** beschäftigen. Hierbei handelt es sich um einen betriebswirtschaftlichen Begriff, der sich mit dem Produktionsfaktor Arbeit beschäftigt.

Als Bestandteile des Personalmanagements sind folgende Aspekte zu nennen:

- Personalplanung und Personalbedarf
- Personalbeschaffung
- Personaleinsatz
- Personalentwicklung (Mitarbeitermotivation, Mitarbeiterbindung)
- Personalführung
- Personalcontrolling
- Personalbeurteilung
- Personalentlohnung
- Personalbetreuung
- Personalverwaltung.

In der Umsetzungs- und Realisierungsphase kommen der Personalplanung und der Personalbeschaffung besondere Bedeutungen zu.

Bevor mit der Akquisition von Praxismitarbeitern begonnen wird, ist der Personalbedarf nach folgenden Gesichtspunkten zu ermitteln:

▸ Welche Tätigkeiten und Aufgaben sind zu erledigen?
▸ Wie viele Mitarbeiter werden dafür benötigt?
▸ Ist die kommunikative und soziale Kompetenz ausreichend?
▸ Welche Qualifikation müssen die Mitarbeiter haben?
▸ Wie sind Qualifikation und Kompetenzen zu überprüfen?

Unter Berücksichtigung der vorstehend genannten Gesichtspunkte kommen die interne oder die externe Personalbeschaffung in Frage. Während sich die interne Personalbeschaffung in erster Linie auf bereits bestehende Praxen bezieht, da hierbei Stellenausschreibungen im eigenen Unternehmen durchgeführt werden, bezieht sich die externe Personalbeschaffung auf die Rekrutierung von Mitarbeitern außerhalb des eigenen Unternehmens.

Der erste Fall ist für Existenzgründer von Bedeutung, die eine Praxis übernehmen oder einen Praxisanteil erwerben, weil in diesen Fällen bereits Praxispersonal vorhanden ist. Die Übernahme des Praxispersonals kann im Übernahmevertrag nicht ausgeschlossen werden und der Übergang bestehender Arbeitsverhältnisse erfolgt kraft Gesetzes. Aus diesem Grund ist es ratsam, sich vor der Übernahme einer Tierarztpraxis immer sämtliche Arbeitsverträge vorlegen zu lassen. Sofern keine schriftlichen Arbeitsverträge bestehen, sollte sich der Erwerber vom Veräußerer und jedem betroffenen Mitarbeiter schriftlich bestätigen lassen, welche Vereinbarungen im Einzelfall getroffen wurden.

Die **interne Personalbeschaffung** stellt eine Stellenausschreibung innerhalb der Tierarztpraxis dar. Somit bieten sich für bewährte Mitarbeiter Aufstiegschancen, die sie durch Aus- und Weiterbildungsmaßnahmen wahrnehmen können. Ein anderes Beispiel ist die einfache Anordnung von Mehrarbeit, um dem Arbeitsaufkommen gerecht zu werden.

Im Zuge **externer Personalbeschaffung** werden in die Praxis von außen neue Mitarbeiter aufgenomen. Hierbei kann sich der Existenzgründer aktiv oder passiv verhalten. Aktives Verhalten entfaltet der Gründer beispielsweise durch das Schalten von Stellenanzeigen in tierärztlichen Printmedien bzw. geeigneten Internetportalen oder durch entsprechende Hinweise auf der Praxishomepage. Als weitere Möglichkeit bietet sich auch die Nachfrage bei der zuständigen Agentur für Arbeit an. Dagegen basiert passives Verhalten eher auf Mundpropaganda und der persönlichen Reputation. Nicht selten kommt es vor, dass Assistenztierärzte den Weg in die Selbständigkeit wagen und dabei Kollegen oder Helferinnen aus dem Hause des ehemaligen Arbeitgebers für die eigene Praxis rekrutieren.

Eine sorgfältig durchgeführte **Personalbedarfsplanung und Personalplanung** ist im Rahmen einer Existenzgründung von besonderer Bedeutung. Personalentscheidungen sind mit besonderer Vorsicht zu treffen, da die Einstellung von Personal insbesondere für einen Existenzgründer mit einem hohen Kostenfaktor verbunden ist, der bei Fehlentscheidungen nicht immer sofort korrigierbar ist.

Umso entscheidender ist die **Bewerberauswahl**, sofern man die Wahl hat und verschiedene Bewerber zur Auswahl stehen. Zur Grobselektion dienen **Bewerbungsunterlagen**, die als wichtige Informationsquelle Hinweise auf die Qualifikation und den beruflichen Werdegang zulassen. Von besonderem Interesse sind in diesem Zusammenhang auch Arbeitszeugnisse früherer Arbeitgeber, um ggf. Referenzen einholen zu können. Das Fehlen bestimmter Stationen oder Lücken im Lebenslauf können mitunter schon ein Kriterium für eine Ablehnung sein.

Interessant erscheinende Bewerber sollten möglichst schnell zu einem **Vorstellungs-gespräch** eingeladen werden, um einen persönlichen und ganzheitlichen Eindruck zu gewinnen. Die Gespräche können als Einzel- oder Gruppengespräch geführt werden. Darüber hinaus stellt sich die Frage, ob standardisierte oder freie Interviews durchgeführt werden. Bei der Bewerberauswahl können auch Berater zur Seite stehen, die den Gründer schon bei der Existenzgründung unterstützt haben und zu denen sich hierdurch ein Vertrauensverhältnis aufgebaut hat. Wird nach der eigentlichen Existenzgründung noch ein Existenzgründer-Coaching vereinbart, sollte die Begleitung des Gründers auch als Personalberater gewährleistet sein. Im Gegensatz zum Jungunternehmer haben erfahrene Berater schon viele Personalgespräche geführt und verfügen über die notwendige Fach- und Menschenkenntnis.

Nach erfolgter Auswahl sind mit den zukünftigen Praxismitarbeitern **Arbeitsverträge** abzuschließen. Beim Abschluss eines Arbeitsvertrages gilt zwar der Grundsatz der Vertragsfreiheit, der jedoch durch allgemeines Arbeitsrecht, Tarifverträge und Betriebsvereinbarungen eingeschränkt werden kann. Der Arbeitsvertrag muss die wesentlichen Rahmendaten zur Regelung eines Beschäftigungsverhältnisses enthalten. Hierzu gehören das Eintrittsdatum, Probezeit, Kündigungsfristen, Vergütung, Art der Tätigkeit und Befugnisse des Arbeitnehmers.

Im Falle der Absage sollten allen Bewerbern die Unterlagen mit einem kurzen Anschreiben zurück geschickt werden, wobei man sich um eine positive Formulierung bemühen sollte, um dem Bewerber nicht vor den Kopf zu stoßen. Hierdurch vermittelt die Praxis einen professionellen Eindruck und mitunter wird der Bewerber das Image des Tierarztes als ein erstrebenswerter Arbeitgeber in den Markt hineintragen.

4.3.5 Absicherung beruflicher und privater Risiken

Während sich der Existenzgründer in der Planungs- und Konzeptionsphase grundlegende Gedanken zum Risikomanagement im beruflichen und privaten Bereich gemacht haben sollte, geht es nunmehr um die Beantwortung der Frage, was alles zu versichern ist. Demzufolge sind konkrete Entscheidungen zu treffen und der Abschluss entsprechender Versicherungsverträge erforderlich.

Auf den Internetseiten bzw. in den Merkblättern zur Niederlassung verschiedener Landestierärztekammern finden sich verschiedene Hinweise zu den abzusichernden Risiken. In den Berufsordnungen der Tierärztekammern finden sich lediglich Hinweise auf die Verpflichtung der niedergelassenen Tierärzte, sich gegen Haftpflichtansprüche aus ihrer beruflichen Tätigkeit zu versichern.

Diese Hinweise und Empfehlungen ersetzen keinesfalls eine individuelle Beratung durch einen auf Tierärzte spezialisierten Versicherungsmakler, der mit den berufsspezifischen Absicherungserfordernissen vertraut ist.

In diesem Zusammenhang ist oftmals festzustellen, dass Kreditinstitute die Anweisung haben, neben der eigentlichen Finanzierung auch Versicherungsprodukte zu verkaufen. Häufig wird eine Praxisfinanzierung sogar vom Abschluss verschiedener Versicherungsverträge abhängig gemacht. Die Überprüfung der entsprechenden Angebote ergab ein allgemeines Versicherungsportfolio, welches zum einen nicht mit den tierarztspezifischen Absicherungserfordernissen korrespondierte und zum anderen unter Preis-Leistungsaspekten deut-

Praxisversicherungen

Sparte	Kurzbeschreibung	sinnvoll für	Risiko-charakteristik
Berufshaft-pflicht-versicherung	Absicherung von Haftungsfällen und Abwehr unberechtigter Forderungen aus dem Betrieb einer Praxis, der Ausübung der tierärztlichen Tätigkeit, ggf. der Unterbringung stationärer Patienten sowie der Anstellung von nichttier-ärztlichem oder tierärztlichem Personal	Sämtliche Praxisarten	Existenziell notwendig
Praxisinventar-versicherung	Absicherung der Praxiseinrichtung- und ausstattung wie auch des Praxislagers (Apothekenbestand, Verbrauchsgüter, Futtermittel etc.) gegen Feuer-, Einbruchdiebstahl-, Vandalismus-, Leitungswasser-, Sturm-, Blitz-, Über-spannungs- und Glasbruchschäden	Sämtliche Praxisarten, die eigene Praxisräume betreiben	Existenziell notwendig
Betriebsunter-brechungs-versicherung (meist Zusatz zur Praxis-inventarversicherung)	Absicherung von entgangenen Gewinnen bzw. festen Kosten nach Eintritt der in der Praxisinventarversicherung genannten Risiken	Sämtliche Praxisarten, die eigene Praxisräume betreiben	Existenziell notwendig
Elektronik-versicherung	Absicherung des technischen Equipments der Praxis, entweder lediglich auf dem Praxisgrundstück oder auch auf Außenpraxis. Absicherung gegen die in der Praxisinventarversicherung genannten Risiken und zusätzlich gegen Zusatzrisiken wie Fehlbedienung, Spannungsschwankungen, Herunter-fallen, Zertreten, ggf. einfacher Diebstahl aus dem Praxis-PKW etc.	Sämtliche Praxisarten (Außenpraxis auf jeden Fall bei Gemischt-/ Pferdepraxen)	Existenziell notwendig bis wichtig (je nach Praxisart)
Rechtsschutz-versicherung	Absicherung des Kostenrisikos aus pra-xisbedingten Gerichtsverfahren. Zusätz-lich ist der Praxisvertragsrechtsschutz interessant, da durch diesen die finan-ziellen Risiken aus der Betreibung offener Honorare aus Behandlungs- oder Gutachtenverträgen nach Abzug einer üblichen SB abgesichert werden können	Sämtliche Praxisarten	Wichtige bis sinnvolle Ergänzung

Tabelle 4.12: Praxisversicherungen

Sparte	Kurzbeschreibung	sinnvoll für	Risiko-charakteristik
Gebäude-versicherung	Absicherung der Praxisgebäude gegen die Gefahren Feuer, Leitungswasser und Sturm. Absicherung gegen Elementar-schäden, etwa durch Hochwasser oder andere Naturkatastrophen ggf. sinnvoll.	Sämtliche Praxisarten	Existenziell notwendig bei Praxen mit eigenem Gebäude
Kfz-Versicherung	Kfz-Haftpflicht ist eine gesetzliche Pflichtversicherung. Teilkasko (Diebstahl, Glasbruch, Wildschäden) in jedem Fall sinnvoll, Vollkasko bei neueren oder wertvollen Fahrzeugen zur Absicherung von selbst verschuldeten Schäden oder Vandalismus evtl. sinnvoll	Sämtliche Praxisarten, die Praxisfahrzeuge unterhalten	Existenziell notwendig (Haftpflicht) bis wichtig (Teilkasko und evtl. Vollkasko)
Autoinhalts-versicherung/ Werkverkehrs-versicherung	Absicherung von Autoinhalt (z. B. Medi-kamentenkoffer und Medikamente, Samenbehälter) gegen Einbruchdiebstahl oder Transportmittelunfall	Nutztier- und Pferdepraxen	Wichtig
Kühlgut-versicherung	Absicherung von stationärem oder ambulant mitgeführtem Kühlgut wie Tiefgefriersperma oder Embryonen	Nutztier- und Pferdepraxen	Manchmal existenziell notwendig, meist wichtig, je nach Wert des Kühl-gutes
Praxisausfall-versicherung	Absicherung eines Tagessatzes bei Ausfall des Praxisinhabers durch Krankheit oder Unfall bzw. Eintritt eines Sachschadens analog der Praxisinventarvers. zumeist bis zu 12 Monaten bzw. bis zur verein-barten Versicherungssumme	Sämtliche Praxisarten	Manchmal exis-tenziell notwen-dig, manchmal wichtig, je nach Organigramm oder Praxis-struktur
Betriebliche Alters-versorgung	Steuerliche begünstigte Form des Aufbaus einer Altersversorgung für Mitarbeiter als zusätzliche Entlohnung. Wichtiges Instrument zur Mitarbeiterbindung und -motivation	Sämtliche Praxisarten	Wichtig bis sinnvolle Ergänzung für die Mitarbeiter

Tabelle 4.12: Praxisversicherungen *(Fortsetzung)*

Sparte	Kurzbeschreibung	sinnvoll für	Risiko-charakteristik
Keyman-Versicherung/Dread-Desease-Versicherung	Absicherung einer einmaligen Summe oder einer monatlichen Entschädigung auf Zeit bei Ausfall einer für die Praxis wichtigen Schlüsselperson durch eine bedingungsgemäß versicherte schwere Krankheit	Sämtliche Praxis-arten, für die der Ausfall einer Person eine schwere Einschränkung oder existenzielle Bedrohung wäre (Keyman/Geschäftsführer)	Manchmal existenziell notwendig, manchmal wichtig, je nach Organigramm oder Praxis-struktur

Tabelle 4.12: Praxisversicherungen *(Fortsetzung)*

Private Versicherungen

Sparte	Kurzbeschreibung	Risiko-charakteristik
Privathaft-pflicht-versicherung	Absicherung von Haftungsfällen und Abwehr unbe-rechtigter Forderungen aus dem privaten Bereich. Meist in Berufs-HV beitragsfrei eingeschlossen	Existenziell notwendig
Hausrat-versicherung	Absicherung der privaten Einrichtung und Ausstattung gegen Feuer-, Einbruchdiebstahl-, Vandalismus-, Leitungswasser-, Sturm-, Blitz-, Über-spannungs- und Glasbruchschäden	Existenziell notwendig bis wichtig
Rechtsschutz-versicherung	Absicherung des Kostenrisikos aus privaten Gerichtsverfahren oder Vertragsrechtsverfahren	Wichtig bis sinnvolle Ergänzung (je nach Praxisart)
Gebäude-versicherung	Absicherung von Privatgebäuden gegen die Gefahren Feuer, Leitungswasser und Sturm. Absicherung gegen Elementarschäden, etwa durch Hochwasser oder andere Naturkatastrophen ggf. sinnvoll.	Existenziell notwendig bei eigenem Gebäude
Kfz-Versicherung	Kfz-Haftpflicht ist eine gesetzliche Pflichtversiche-rung. Teilkasko (Diebstahl, Glasbruch, Wildschäden) in jedem Fall sinnvoll, Vollkasko bei neueren oder wertvollen Fahrzeugen zur Absicherung von selbst verschuldeten Schäden oder Vandalismus evtl. sinn-voll	Existenziell notwendig (Haftpflicht) bis wichtig (Teilkasko und evtl. Voll-kasko)

Tabelle 4.13: Private Versicherungen

Sparte	Kurzbeschreibung	Risiko-charakteristik
Berufs-unfähigkeits-versicherung	Absicherung einer Rente ab einer 50%igen Berufs-unfähigkeit aufgrund von Krankheit oder Unfall. Unbedingt auf existenziell notwendige Nicht-Verweisungsklausel achten, durch die nicht auf andere Berufe oder andere Tätigkeiten innerhalb der tierärztlichen Berufe verwiesen werden kann	Existenziell notwendig
Unfall-versicherung	Absicherung einer Einmalzahlung oder Rente auf-grund einer unfallbedingten Invalidität. Unbedingt auf existenziell notwendige Kombination der Ärzte-gliedertaxe mit einer Progressionsstaffel Verwei-sungsklausel achten, durch die bei Teilinvaliditäten wie dem Verlust eines Zeigefingers oder Daumens bereits sehr hohe Leistungen erbracht werden	Existenziell notwendig bis wichtig, je nach Vermögenssituation (zusätzlich zur Berufs-unfähigkeitsversiche-rung)
Risikolebens-versicherung	Absicherung des Todesfallrisikos zur Darlehens- oder Hinterbliebenenabsicherung	Existenziell notwendig oder wichtig, je nach Vermögenssituation
Dread-Desease-Versicherung	Absicherung einer einmaligen Summe oder einer monatlichen Entschädigung auf Zeit bei Ausfall einer für die Praxis wichtigen Schlüsselperson durch eine bedingungsgemäß versicherte schwere Krankheit	Existenziell notwendig oder wichtig, je nach Vermögenssituation
Private Altersvorsorge	Vermögensbildung nach dem 3-Schichten-Modell. Zusätzlich zur Pflichtversicherung Versorgungswerk können entsprechende private oder, je nach Gesell-schaftsform der Praxis, betriebliche Altersvorsorge-module notwendig und sinnvoll sein. Wichtig ist eine private Finanzplanung, die auf die Praxis-finanzplanung aufsetzt und lebensphasenübergrei-fend fortgeführt wird. So wird die Altersvorsorge am besten der momentanen Situation, der eigenen Le-bensplanung wie auch der Anlagepräferenz gerecht	Existenziell notwendig oder wichtig, je nach Vermögenssituation
Kranken-tagegeld-versicherung	Absicherung eines vereinbarten Tagessatzes nach einer vereinbarten Karenzzeit bei Ausfall des Versicherten durch Krankheit oder Unfall	Manchmal existenziell notwendig, manchmal wichtig, je nach Organigramm oder Praxisstruktur

Tabelle 4.13: Private Versicherungen *(Fortsetzung)*

Sparte	Kurzbeschreibung	Risiko-charakteristik
Gesetzliche oder private Kranken-versicherung	Absicherung von Krankheitskosten und der Pflege-pflichtversicherung (gesetzliche Pflegekosten-absicherung) in verschiedenen Abstufungen. Möglich und sinnvoll sind, je nach privater Situation und Risikopräferenz: • Basisversicherung analog der gesetzlichen KV • Zusatzversicherung zur Erhöhung der Leistungen der Basisversicherung oder gesetzlichen KV • Private Vollkostenversicherung mit freier Arztwahl und 1- oder 2-Bett-Zimmer	Basisversicherung oder gesetzliche KV existen-ziell notwendig. Zusatzversicherungen oder Vollkostenvers. wichtige oder sinnvolle Ergänzung, je nach Vermögenssituation

Tabelle 4.13: Private Versicherungen *(Fortsetzung)*

lich teurer war. Sofern offensichtlich das Vertriebsinteresse im Vordergrund steht und zudem ein suboptimales Absicherungskonzept verkauft werden soll, ist von einer solchen Geschäfts-beziehung abzuraten und nach einem besser geeigneten Finanzierungspartner zu suchen.

Im Folgenden erfolgt eine tabellarische Darstellung der Praxisversicherungen und der Versicherungen des privaten Bereichs hinsichtlich ihrer Eignung und Dringlichkeit für die jeweiligen Praxisarten.

Die zu Beginn der Selbständigkeit abgeschlossenen Versicherungsverträge müssen in Abhängigkeit von der Entwicklung und der privaten Lebensplanung in regelmäßigen Abständen überprüft und gegebenenfalls aktualisiert werden. Im Zuge einer Lebensphasen übergreifenden Finanzplanung sind beispielsweise Heirat, Kinder und die eigene Immobilie zu berücksichtigen.

4.3.6 Anmeldeformalitäten

Vor Aufnahme der selbständigen Tätigkeit ist eine Vielzahl gesetzlicher Vorschriften und Fristen zu beachten. Zur Vermeidung strafrechtlicher Folgen oder Ordnungsgelder sollte sich jeder Existenzgründer mit den einschlägigen Niederlassungsformalitäten für praktizierende Tierärzte vertraut machen.

Orientierungshilfen stellen die Merkblätter zur Niederlassung verschiedener Landestier-ärztekammern oder das Merkblatt „Formalitäten der Niederlassung" dar, das vom Bundes-verband praktizierender Tierärzte e. V. erstellt wurde. Im Wesentlichen werden hier folgende Bereiche unterschieden:

▸ Standesrechtliche Formalitäten
▸ Berufsrechtliche Anzeigepflichten
▸ Verwaltungsrechtliche Anzeige- und Genehmigungspflichten
▸ Arbeitsrechtliche Melde- und Dokumentationspflichten
▸ Versicherungsrechtliche Anzeigen
▸ Anzeigepflichten nach Unfallverhütungsvorschriften
▸ Bau- und wohnungsrechtliche Gesichtspunkte.

Um den **standesrechtlichen Formalitäten** gerecht zu werden, ist der zuständigen Landestierärztekammer die Niederlassung mitzuteilen. Dazu sind Ort und Zeitpunkt der Niederlassung schriftlich innerhalb von vier Wochen mitzuteilen. Die von den Tierärztekammern versandten Meldebögen sind innerhalb einer Frist von zwei Wochen zurückzusenden. Im Zuge der Überwachung der Meldefristen weisen die Meldeordnungen auf Zwangsgelder hin, die zur Durchsetzung der Anmelde- und Auskunftspflicht festgesetzt werden können. Die Höhe dieses Zwangsgeldes kann bis zu 5.000,00 € betragen. Ebenso weisen die Meldebögen auf die im Zusammenhang mit der Anmeldung erforderlichen Unterlagen hin. Auch das zuständige Versorgungswerk ist über die anstehende Niederlassung zu informieren.

Die Tätigkeit als praktizierender Tierarzt betrifft einen Beruf, der vom Gesetzgeber (im Einkommensteuergesetz bzw. im Partnerschaftsgesellschaftsgesetz) als „Freier Beruf" definiert worden ist. Eine freiberufliche Tätigkeit stellt keine gewerbliche Tätigkeit dar und kann deshalb auch nicht als Gewerbe angemeldet werden. Die Anmeldung der Ausübung eines Freien Berufs erfolgt beim zuständigen **Finanzamt**.

Dem Existenzgründer wird vom Finanzamt eine Steuernummer mitgeteilt, unter der das Unternehmen zukünftig geführt wird. Die Steuernummer wird u. a. für die spätere Abgabe von Lohsteueranmeldungen für die Praxismitarbeiter benötigt. Zudem erhält der Praxisinhaber einen Vordruck zur steuerlichen Erfassung. Beim Ausfüllen bietet sich die Zusammenarbeit mit dem zukünftigen Steuerberater des Gründers an. Sinnvoll ist eine realistische Einschätzung der Umsätze und Erträge, wobei auf die Kalkulationsgrundlagen des Geschäftsplans zurückgegriffen werden kann. Zu beachten ist, dass die Angaben als Grundlage für die Bemessung der Einkommensteuervorauszahlungen sind. Ein zu hoher Ansatz entzieht unnötig Liquidität und ein zu geringer Ansatz kann im Rahmen von unerwarteten Steuernachzahlungen, die Liquidität auf einen Schlag belasten.

Der Betrieb der **tierärztlichen Hausapotheke** ist vor Aufnahme der Tätigkeit der zuständigen Behörde formlos in schriftlicher Form anzuzeigen. Die ordnungsgemäße Anmeldung hat gegenüber der zuständigen Bezirksregierung bzw. dem zuständigen Veterinäramt zu erfolgen. Die Zuständigkeit ist von Bundesland zu Bundesland unterschiedlich geregelt. Hinweise zu den Zuständigkeiten können mitunter den Merkblättern der jeweiligen Tierärztekammer entnommen werden. Zudem sollte der Gründer beachten, dass Tierarzneimittel von der Pharmaindustrie und den Großhändlern nur an Tierärzte abgegeben werden dürfen, die eine Bescheinigung vorlegen können, die bestätigt, dass sie der Anzeigepflicht nachgekommen sind.

Obwohl Tierärzte keiner Erlaubnis zur **Teilnahme am Betäubungsmittelverkehr** bedürfen, muss die Teilnahme dem Bundesinstitut für Arzneimittel und Medizinprodukte (BfArm) angezeigt werden. Daraufhin erteilt das Bundesinstitut für Arzneimittel und Medizinprodukte eine so genannte BTM-Nummer.

Darüber hinaus muss der Existenzgründer seiner **Anzeige- bzw. Genehmigungspflicht für das Betreiben von Röntgenanlagen** nachkommen. Im Zusammenhang mit der Anzeige- bzw. Genehmigungspflicht ist zwischen Röntgenanlagen zu unterscheiden, die nach ihrer Bauart zugelassen sind oder nicht. Der Betrieb von nach ihrer Bauart zugelassenen Anlagen ist lediglich anzeigepflichtig. Dagegen sind Röntgenanlagen ohne Bauartzulassung gemäß den Bestimmungen der Röntgenverordnung genehmigungspflichtig. Die Inbetriebnahme von Röntgenanlagen, die über eine Bauartzulassung verfügen ist dem zuständigen Gewerbeaufsichtsamt zwei Wochen vor Inbetriebnahme anzuzeigen.

Zu den **arbeitsrechtlichen Melde- und Dokumentationspflichten** gehören:

- Meldung der Arbeitnehmer bei gesetzlichen Krankenkasse
- Führen von Verzeichnissen der beschäftigten Jugendlichen (Auszubildende)
- Schriftliche Niederlegung der Vertragbedingungen zu den einzelnen Arbeitsverhältnissen
- Arbeitszeit-Aufzeichnungspflichten.

Als Arbeitgeber ist der Tierarzt für die reibungslose Abwicklung der Sozialversicherungen (Kranken-, Pflege-, Renten- und Arbeitslosenversicherung) der in der Praxis beschäftigten Personen verantwortlich. Die Mitarbeiter sind der **gesetzlichen Krankenkasse** zu melden. Im Zusammenhang mit der Zuständigkeit ist zu berücksichtigen, ob es sich um ein geringfügiges Beschäftigungsverhältnis handelt. In diesen Fällen sind die Arbeitnehmer der Bundesknappschaft zu melden. Andernfalls hat die Meldung bei der zuständigen Krankenkasse zu erfolgen.

Neben der Überprüfung der gesundheitlichen Erstuntersuchung hat der Praxisinhaber darauf zu achten, dass **jugendliche Auszubildende** innerhalb eines Jahres nach Aufnahme der ersten Beschäftigung eine Nachuntersuchung durchführen lassen. Darüber hinaus muss der Tierarzt Verzeichnisse führen, die den Vor- und Zunamen, das Geburtsdatum, die Wohnanschrift und der Beginn des Beschäftigungsverhältnisses enthalten.

Zudem besteht für jeden Arbeitgeber die Verpflichtung zur **schriftlichen Darlegung der wesentlichen Vertragsbedingungen** der Arbeitsverhältnisse. Die schriftliche Darlegung kann sowohl in einem Arbeitsvertrag als auch in einem sonstigen Dokument geregelt werden und hat spätestens vier Wochen nach dem vereinbarten Beginn des Arbeitsverhältnisses zu erfolgen.

Die **Verpflichtung zur Aufzeichnung von Arbeitszeiten**, die über die 8-Stunden-Grenze hinausgehen, ergibt sich aus den gesetzlichen Vorschriften zur Vereinheitlichung und Flexibilisierung der Arbeitszeiten.

Die **versicherungsrechtlichen Anzeigen** beziehen sich auf die **Berufsgenossenschaft für Gesundheitsdienst und Wohlfahrtspflege** (BGW) und die Berufshaftpflichtversicherung. Seit dem 01.01.1997 besteht für den Praxisinhaber die Möglichkeit, sich für eine freiwillige Mitgliedschaft in der BGW zu entscheiden. Bis zum 31.12.1996 bestand eine Versicherungspflicht in der gesetzlichen Unfallversicherung für selbständige Tierärzte und deren Beschäftigte. Für die Mitarbeiter hat sich an der Pflichtmitgliedschaft nichts geändert, d. h. der Praxisinhaber hat sie nach wie vor der BGW binnen einer Woche nach Eröffnung der Praxis zu melden und die Beiträge abzuführen.

Die **Berufshaftpflichtversicherung** sollte grundsätzlich sowohl den oder die Praxisinhaber als auch sämtliche Assistenztierärzte und die Tiermedizinischen Fachangestellten umfassen. Eine Erweiterung des Versicherungsschutzes sollte grundsätzlich bei einer Erweiterung des Personalbestandes beantragt werden. Zusätzlich erfolgen regelmäßige Befragungen seitens des Versicherers oder des betreuenden Maklers, um zu erfragen, ob sich wesentliche Grundlagen hinsichtlich des Versicherungsumfangs geändert haben, die anzeigepflichtig sind.

Die **bau- und wohnungsrechtlichen Gesichtspunkte** sind schon bei der Standortanalyse und Immobilienauswahl zu berücksichtigen und deutlich vor dem geplanten Eröffnungstermin der Praxis abzuklären. Es handelt sich hierbei vornehmlich um Baugenehmigungen, Genehmigungen zur Nutzungsänderung oder Erteilung von Unbedenklichkeitsbescheinigungen im Falle der Umwidmung von Wohnraum in Gewerberaum. Nicht zu vergessen ist auch der Nachweis von Stellplätzen und der damit verbundenen Ausgleichszahlungen, sofern der Stellplatznachweis nicht erbracht werden kann.

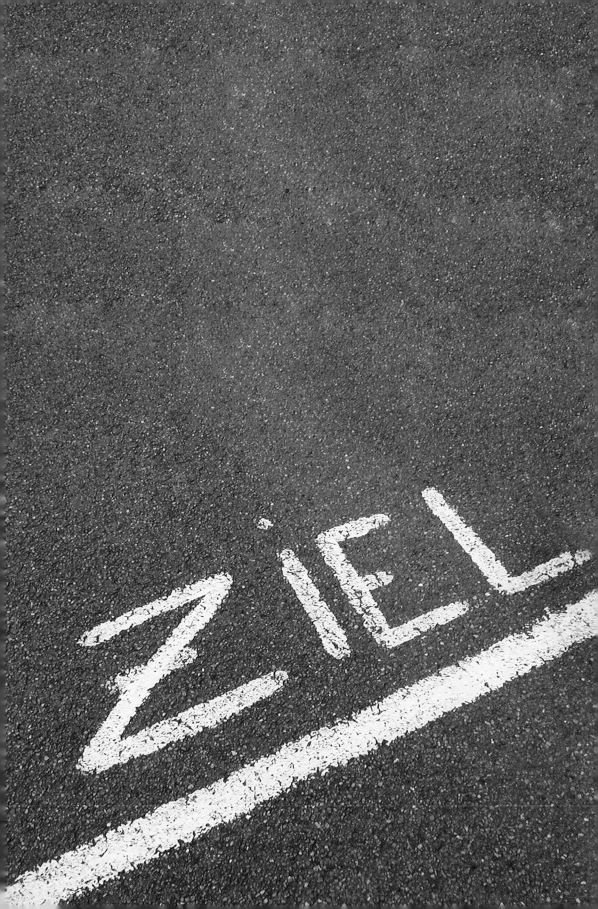

Kapitel 5

Start- und Entwicklungsphase

Nachdem alle erforderlichen Formalitäten erledigt worden sind,
sind die planerischen und konzeptionellen Phasen der
Gründungsphase abgeschlossen und der „Point of no return" ist
überschritten. Mit dem Eröffnungstermin startet der Geschäfts-
betrieb und die theoretischen Planungen müssen in der Praxis
umgesetzt werden.

5.1 Buchführung

In jeder Tierarztpraxis fallen eine Vielzahl von unterschiedlichen Geschäftsvorfällen an, wie z. B. das Bezahlen von Rechnungen durch die Patientenbesitzer, die Anschaffung von Geräten oder das Bezahlen der Praxiskosten (Miete, Löhne, etc.). Bei einem Geschäftsvorfall handelt es sich um einen Geschäftsprozess, der in der Buchhaltung erfasst werden muss, da er finanzielle Auswirkungen auf die Praxis hat.

Niemand ist in der Lage, alle Geschäftsvorfälle eines Wirtschaftsjahres im Gedächtnis zu behalten. Aus diesem Grund ist es unerlässlich, schriftliche Aufzeichnungen zu machen. Mit der Buchführung werden sämtliche Geschäftsvorfälle einer Tierarztpraxis vollständig und systematisch erfasst, verarbeitet und verwaltet.

Weil früher die Aufzeichnungen in gebundenen Büchern erfolgten, spricht man auch heute noch von Buchführung. Heute erfüllt die Buchführung noch weitere Aufgaben wie beispielsweise die Feststellung von Vermögens- und Schuldenwerten, Ermittlung des Gewinns oder Verlustes. Ebenso dient sie als Grundlage für die Besteuerung durch das Finanzamt.

Der niedergelassene Tierarzt gehört zu den freien Berufen, die vom Gesetzgeber ausdrücklich zu den so genannten Katalogberufen gezählt werden. Eine Aufzählung der freien Berufe findet sich sowohl im Einkommensteuergesetz als auch im Partnerschaftsgesetz. Für diese Berufe besteht streng genommen weder handelsrechtlich noch steuerrechtlich eine ausdrückliche Verpflichtung kaufmännische Bücher zu führen. Dennoch müssen die Einnahmen und Ausgaben aufgeschrieben werden, um die Höhe der steuerpflichtigen Einnahmen nachzuweisen und z. B. die Einkommensteuer berechnen zu können.

Die freien Berufe haben die Möglichkeit, zwischen zwei Arten der Gewinnermittlung zu wählen. In diesem Zusammenhang ist zwischen der für Freiberufler typischen Einnahmen-Überschuss-Rechnung und dem Betriebsvermögensvergleich zu unterscheiden.

Bei der Gewinnermittlung auf Basis der **Einnahmen-Überschuss-Rechnung** (4/3 Rechung) kommt die so genannte „einfache Buchführung" zur Anwendung, die sich auf das Erfassen der tatsächlichen Einnahmen und Ausgaben beschränkt. Als Gewinn gilt die Differenz zwischen Betreibseinnahmen und Betriebsausgaben eines Wirtschaftsjahres.

Die Gewinnermittlung durch den **Betriebsvermögensvergleich** basiert hingegen auf einer „doppelten Buchführung", d. h. jeder Buchungsvorgang besteht aus zwei Einzelbuchungen (eine im Soll und eine im Haben) und der Gewinn wird zweifach ermittelt. Die Gewinnermittlung erfolgt durch den Vergleich des Betriebsvermögens am Ende und zu Beginn eines Wirtschaftsjahres sowohl in einer Vermögensübersicht (Bilanz) als auch in einer Erfolgsübersicht (Gewinn- und Verlustrechnung).

Ein weiterer Unterschied zur Einnahmen-Überschuss-Rechnung besteht in der periodengerechten Zuordnung der Geschäftsvorfälle. Demzufolge werden die Geschäftsvorfälle stichtagsbezogen in den Wirtschaftsjahren gebucht, denen sie wirtschaftlich zuzuordnen sind. Der Zeitpunkt der Zahlung ist hierbei zu vernachlässigen. Bei der Einnahmen-Überschuss-Rechnung zählt hingegen der Zeitpunkt der Zahlung, um die Geschäftsvorfälle buchhalterisch zu erfassen. Es gilt das so genannte Zufluss-Abfluss-Prinzip, d. h. Betriebseinnahmen sind in dem Wirtschaftsjahr anzusetzen, in dem sie eingegangen sind, und die Betriebsausgaben in dem Wirtschaftsjahr abzusetzen, in dem sie geleistet worden sind.

Von dem prinzipiellen Wahlrecht der Gewinnermittlungsmethode und der damit verbundenen Art und Weise der Buchführung eines niedergelassenen Tierarztes kann es Abweichungen geben, die auf steuerrechtliche oder rechtsformspezifische Aspekte zurückzuführen sind.

Bei einer **Tierarzt-GmbH** liegt z. B. ein Gewerbebetrieb kraft Rechtsform vor, der zu kaufmännischer Buchführung und der Gewinnermittlung durch Betriebsvermögensvergleich gezwungen wird. Hinzu kommt, dass eine GmbH Einkünfte aus Gewerbebetrieb erzielt und demzufolge mit allen Einkünften der Gewerbesteuer unterliegt. Es spielt diesbezüglich keine Rolle, ob die Einnahmen aus kurativer Tätigkeit oder der Abgabe von Arzneimitteln erwirtschaftet werden.

Sofern der tierärztliche Beruf als Einzelunternehmer oder in einer Personengesellschaft ausgeübt wird, kommen steuerrechtliche Gesichtspunkte zum Tragen, die die Art der Tätigkeit reflektieren. Durch das Führen einer tierärztlichen Hausapotheke wird die freiberufliche Tätigkeit des Tierarztes um den Handel mit Arzneimitteln ergänzt, was zu einer Mischtätigkeit führt.

Bei einer **gemischten Tätigkeit**, d. h. bei der Erbringung tierärztlicher Leistungen und der Medikamentenabgabe bzw. Verkauf von Futtermitteln und Zubehör, besteht die Gefahr der gewerblichen Infektion der gesamten Einkünfte aus selbständiger Tätigkeit. In diesem Fall erfolgt eine Umqualifizierung der Einkünfte zur Einkunftsart Gewerbebetrieb, die dann auch der Gewerbesteuer unterliegen. Zur Vermeidung der gewerblichen Infektion ist zwischen der Einzelpraxis und der Gemeinschaftspraxis zu unterscheiden, die im Allgemeinen als Gesellschaft bürgerlichen Rechts betrieben wird.

Im Fall der **Einzelpraxis** sind die kurative Leistung und die Medikamentenanwendung gewerbesteuerfrei. Die Abgabe von Arzneimitteln und der Verkauf von Futtermitteln und Zubehör unterliegen der Gewerbesteuer. Zur Vermeidung der Infektion weisen die Einkommensteuerrichtlinien darauf hin, dass die freiberufliche Tätigkeit und die gewerbliche Tätigkeit getrennt voneinander zu erfassen sind. Wird diesem Trennungserfordernis in Rechnungsstellung und Rechnungswesen nicht entsprochen, so dass freiberuflicher und gewerblicher Bereich nicht zu unterscheiden sind, wird auch die Gesamtleistung der Tierarztpraxis als gewerblich qualifiziert.

Bei der **Gemeinschaftspraxis** sieht die steuerliche Situation anders aus. Nach der Rechtsprechung des Bundesfinanzhofes ist die Tätigkeit einer Personengesellschaft stets in vollem Umfang als gewerblich anzusehen, wenn teils gewerbliche und teils nicht gewerbliche Tätigkeiten durchgeführt werden. Im Ergebnis greift auch hier die Infektionstheorie und sämtliche Leistungen der Gemeinschaftspraxis unterliegen der Gewerbesteuer.

Zur Vermeidung der Gewerblichkeit der gesamten Praxisumsätze ist eine zweite personenidentische Gesellschaft erforderlich, die ihrerseits die gewerblichen Tätigkeiten wie Arzneimittelabgabe und den Verkauf von Zubehör übernimmt. Damit reduziert sich die Tätigkeit der Tierarztpraxis auf die Erbringung kurativer Leistungen nebst Medikamentenanwendung. Die Hausapotheken-Gesellschaft und die Gemeinschaftspraxis führen getrennte Bücher und ermitteln eigenständig ihren Gewinn. Während die Gemeinschaftspraxis die Gewinnermittlung durch einfaches Aufzeichnen der Einnahmen und Ausgaben mittels einer Einnahmen-Überschuss-Rechnung vornehmen kann, ist die Apothekengesellschaft zum Führen kaufmännischer Bücher verpflichtet und zur Erstellung entsprechender Jahres-

Informationen aus der Buchführung

- Informationen über offene Rechnungen
- Informationen über Einnahmen und Ausgaben
- Grundlage für Controlling
- Grundlage für Kreditentscheidungen
- Grundlage für Unternehmensplanung
- Grundlage für Steuererklärung
- Grundlage für Gesellschaftsentwicklungen

Tabelle 5.1: Informationen aus der Buchführung

abschlüsse verpflichtet. Voraussetzung ist die Eintragung ins Handelsregister oder das Überschreiten bestimmter Umsatz- und Gewinngrenzen.

Im Falle einer Tierarzt-GmbH kann die Ausgliederung der Medikamentenabgabe in eine eigenständige Apothekengesellschaft unterbleiben, da die GmbH kraft Rechtsform ohnehin mit all ihren Einkünften gewerbesteuerpflichtig ist. Damit müssen nicht zwei Bücher geführt und zwei Gewinnermittlungen erstellt werden.

Im Allgemeinen empfiehlt sich die Zusammenarbeit mit einem Steuerberater, der sich mit den steuerlichen Gegebenheiten für Tierärzte auskennt und dementsprechend die Art und Weise der Buchführung festlegen kann. Hieran kann sich der Existenzgründer orientieren und hat gleichzeitig einen Ansprechpartner, der in regelmäßigen Abständen an die Notwendigkeit der Buchführung und die Einhaltung von Steuerterminen erinnert.

Neben der Betrachtung der Buchführung als notwendiges Übel, um den steuerlichen Erfordernissen gerecht zu werden, sind zudem die **betriebswirtschaftlichen Aspekte einer ordentlichen Buchführung** nicht zu vernachlässigen. In diesem Zusammenhang ist zwischen internen und externen Adressaten zu unterscheiden.

Zu den **internen Adressaten** gehört der Praxisinhaber bzw. bei Mehr-Personen-Praxen auch die Mitgesellschafter. Ihnen dient die Buchführung als Informationsquelle über Einnahmen und Ausgaben und offene Rechnungen. Gleichzeitig stellt sie die Datenbasis für das Praxiscontrolling und die damit verbundene Unternehmensplanung der Tierarztpraxis dar.

Zusätzlich interessieren sich **externe Adressaten** für die geschäftliche Entwicklung der Praxis. Hierzu zählen neben den Finanzbeamten auch Geschäftspartner oder Kreditinstitute, die die Geschäftsentwicklung zur Bonitätsbeurteilung und schlussendlich zur Kreditvergabe heranziehen.

5.2 Einkauf und Beschaffungsmanagement

Die Aufgabe der Beschaffung ist es, die erforderlichen Waren in entsprechender Menge und der benötigten Art und Qualität termingerecht für die Abgabe an Patienten bzw. Patientenbesitzer bereitzustellen. Die Lagerhaltung überbrückt den Zeitraum zwischen Lieferung und Abgabe der Waren. Dazu sind Informationen erforderlich, die sich in Bedarfs- und Angebotsinformationen unterscheiden lassen.

Im Rahmen der **Bedarfsinformationen** sind folgende Fragen zu beantworten:
- **Was** wird
- in **welcher Menge**
- zu **welchem Zeitpunkt** benötigt?

Hinsichtlich der **Angebotsinformationen** stellt sich die Frage nach den Bezugsquellen und den potenziellen Lieferanten. Zusätzlich beschäftigt sich das Beschaffungsmanagement mit dem Bestellzeitpunkt, Bestellrythmen bzw. -regularien und der optimalen Bestellmenge.

Im Rahmen der Aufbau- und Ablauforganisation einer tierärztlichen Praxis ist immer wieder festzustellen, dass dem Thema Einkauf und Beschaffung auch von langjährig tätigen Tierärzten lediglich eine untergeordnete Bedeutung beigemessen wird. Angesichts der Tatsache, dass der Material- und Wareneinkauf neben den Personalkosten die größte Kostenposition darstellt, ist hier Optimierungspotenzial vorhanden. In zahlreichen Tierarztpraxen wird der Umsatzseite deutlich mehr Aufmerksamkeit geschenkt als der Einkaufsseite, obwohl schon eine alte Kaufmannsregel sagt: „Im Einkauf liegt der Segen". Hierbei sollte ein intelligentes Beschaffungsmanagement im Sinne der Gewinnoptimierung über bloße Preisdrückerei hinausgehen.

Am Anfang steht die individuelle Bedarfsanalyse, d. h. es ist festzustellen welche Positionen den Material- und Wareneinkauf ausmachen. Hierbei ist zu unterscheiden, ob es sich um eine Kleintierpraxis, eine Nutztierpraxis, eine Gemischtpraxis oder eine reine Pferdepraxis handelt, da es für jede Erscheinungsform unterschiedliche Bedarfsprofile gibt.

Im Allgemeinen konzentriert sich das Beschaffungsmanagement von Tierarztpraxen auf die folgenden Bereiche:
- Praxiseinrichtung
- Geräteausstattung
- Medikamente
- Verbrauchsmaterial
- Fremdleistungen
- Kraftfahrzeuge
- Finanzdienstleistungen
- Beratungsleistungen.

Bei der Praxiseinrichtung, der Geräteausstattung und den Kraftfahrzeugen handelt es sich um Vermögensgegenstände, die dazu bestimmt sind, der Praxis über einen längeren Zeitraum zu dienen. Dagegen gehören Arzneimittel, Verbrauchsmaterial, Futtermittel und Zubehör zum Umlaufvermögen, welches dadurch gekennzeichnet ist, dass sich deren Bestand durch Zu- und Abgänge häufig ändert.

Für die vorstehend genannten Bereiche gilt es Produkte und Dienstleistungen sowie die in Frage kommenden Anbieter bzw. Lieferanten zu identifizieren. Im Rahmen der Analyse des Beschaffungsmarktes steht zunächst die Marktanalyse im Vordergrund, gefolgt von der Marktbeobachtung und der Marktprognose.

Während die **Beschaffungsmarktanalyse** ein stichtagsbezogenes Gesamtbild des jeweiligen Beschaffungsmarktes liefert, stellt die **Marktbeobachtung** eine zeitraumbezogene Betrachtung dar. Diese erfordert eine gewisse Kontinuität und es werden Informationen gesammelt auch wenn diese im Moment nicht benötigt werden. Die Durchführung einer kontinuierlichen und systematischen Marktbeobachtung ist damit aufwendiger als das bloße

Bestellen. Dennoch ergeben sich aus einer permanenten Marktbeobachtung Vorteile, da Veränderungen der Marktstrukturen sowie Verschiebungen der Nachfrage früher erkannt werden können.

Aus den Informationen der Marktanalyse und der Marktbeobachtung lassen sich **Marktprognosen** hinsichtlich der zu erwartenden Tendenzen ableiten, um auf dieser Basis wichtige Entscheidungen im Einkauf zu treffen wie z. B. im Zusammenhang mit Bestellzeitpunkten und Bestellmengen.

Lieferanten	Lager	Transaktionskosten
• Anzahl der Lieferanten	• Lagerdauer	• Marktbeobachtung
• Einkaufsleistung nach Lieferanten	• Lagerumschlag	• Produktvergleiche
• Lieferantenreklamationen	• durchschnittlicher Lagerbestand	• Bestellung durch Praxisinhaber
• Lieferantenqualität	• Umschlagshäufigkeit des Lagers	• Bestellung durch Helferinnen
• Einkaufsstruktur nach Warengruppen	• Lagerbestandsstruktur	• Kontrolle Wareneingang
• Rabattstruktur	• Mindestlagerbestand	• Lagerkosten
• Skontostruktur	• Lagerschwund	• Raumkosten
	• Anteil abgelaufener Medikamente	

Tabelle 5.2: Controlling im Beschaffungsmanagement

Die Sammlung von Daten allein ist jedoch wenig aussagekräftig. Zur Generierung von Einsparpotenzialen ist es erforderlich, dass **praxisindividuelle Kennzahlen** des Einkaufs und der Logistik ermittelt werden.

Die einzelnen Bereiche des Beschaffungsmanagements und der Lagerhaltung können mitunter nicht voneinander getrennt betrachtet werden, da sie sich ggf. gegenseitig beeinflussen.

So ist bspw. die Lagerhaltung von Medikamenten, Futter- und Verbrauchsmaterial stets ein Balanceakt zwischen Lieferfähigkeit gegenüber dem Patientenbesitzer und der damit verbundenen Kapital- und Personalressourcenbindung. Ein großes Warenlager bindet finanzielle Mittel und führt damit zu höheren Kapitalkosten. Dies gilt umso mehr, wenn der Vorrat durch die Inanspruchnahme eines Betriebsmittelkredits erfolgt. Zusätzlich erhöht sich das Lagerrisiko durch Verfall, Preissenkungen oder Schwund.

Oftmals unterliegen Tierärzte dem Glauben, dass Tierhalter die Lieferfähigkeit als einen Indikator für die Leistungsfähigkeit der Praxis ansehen und ein großes Lager als eine Art Imagewerbung angesehen werden kann. Inwieweit sich die Praxis hierdurch gegenüber dem Wettbewerb unter betriebswirtschaftlichen Gesichtspunkten positionieren kann, darf bezweifelt werden.

Ob eine etwaige Umsatzerhöhung, die durch ein größeres Warenlager hervorgerufen wird, die damit verbundenen Mehrkosten aufwiegt, kann nur im Einzelfall geprüft werden. Hinzu kommen aufgrund der größeren Artikelanzahl höhere Personalkosten und erhöhter Platzbedarf.

Zu erwähnen ist außerdem die Tatsache, dass aufgrund gesetzlicher Bestimmungen bestimmte Medikamente bevorratet werden müssen. Dies gilt unabhängig davon, ob diese jemals benötigt werden.

Im Zusammenhang mit der Artikelanzahl und der Sortimentsstraffung ist die Wirkungskreisduplizität zu berücksichtigen, d. h. es gibt Medikamente deren Anwendungsgebiete sich bspw. zu 95 % mit denen anderer Medikamente überschneiden können.

Um fundierte Entscheidungen treffen zu können, sind die spezifischen Praxisgegebenheiten zu berücksichtigen. Beispielhaft seien an dieser Stelle einige Kennzahlen und deren Bedeutung dargestellt. Auch in diesem Bereich muss ein Kompromiss zwischen dem Arbeitsaufwand für Controlling im Beschaffungsmanagement und der Aussagefähigkeit der einzelnen Kennzahlen gefunden werden. Allein für den Einkauf kann eine Vielzahl von verschiedenen Kennzahlen ermittelt werden.

Bei der Durchführung von Praxisanalysen werden Praxisinhaber regelmäßig nach ihren Einschätzungen hinsichtlich der Margen bei Abgabe- und Anwendungsmedikamenten befragt. Während die Margen bei Abgabemedikamenten i. d. R. bei rund 40 % vermutet werden, wird die Marge bei Anwendungsmedikamenten zwischen 75 % und 80 % vermutet. Tatsächlich liegen die Margen über die Gesamtnettoeinkaufssumme sehr oft bei lediglich 15 % bis 25 %.

Interessant ist auch die Tatsache, dass viele Inhaber eigens und häufig auch erstmalig für die Praxisanalyse eine Inventur durchführen. Demzufolge verwundern derartige Fehleinschätzungen nicht.

Weiteres Optimierungspotenzial liegt in der zeitnahen Weitergabe von Preiserhöhungen bzw. dem fehlerfreien Einspielen der Barsoi Liste o. a. in die Praxisverwaltungssoftware, sofern letztere vorhanden ist. Nicht selten werden bestimmte Positionen auf der Rechnung schlicht und ergreifend vergessen, was wiederum auf das hektische Tagesgeschäft zurückzuführen ist.

Auch sollte sich jeder Praxisinhaber den Zeitaufwand vor Augen führen, der notwendig ist, um selbst Informationen über neue Geräte, Medikamente etc. zu beschaffen und ggf. zeitintensive Gespräche mit Außendienstmitarbeitern zu führen. Andererseits kann die Delegierung dieser Aufgaben zu noch schlechteren Ergebnissen führen, da die Helferinnen im Hinblick auf Preisverhandlungen, Medikamentenkunde und betriebswirtschaftliche Kostenkontrolle häufig nicht genügend ausgebildet sind.

Im Ergebnis gibt es im Bereich des Beschaffungsmanagements von Tierarztpraxen mitunter enormes Verbesserungspotenzial. So verwundert es, dass es bislang nur unbedeutende Versuche der Etablierung von **Einkaufsgemeinschaften** gab, die zum einen über gebündeltes Einkaufsvolumen bessere Einkaufspreise erzielen und zum anderen über ein umfangreiches Serviceangebot Marktanalysen und Ausschreibungen durchführen.

Auch das Bundesministerium für Wirtschaft und Arbeit hat die wirschaftliche Bedeutung von Kooperationen erkannt und eigens hierfür einen Leitfaden „Kooperationen planen und durchführen" entwickelt. Der Oberbegriff lautet „Gemeinsam stärker" und im Zuge dessen wurden statistische Erhebungen durchgeführt, die für das Eingehen von Kooperationen sprechen. Die beiden am häufigsten genannten Gründe der befragten Unternehmen lauten Kostensenkung auf der einen und bessere Bearbeitung bestehender Märkte auf der anderen Seite. Die häufigsten Kooperationen finden in den Bereichen Vertriebskooperationen/gemeinsamer Marktauftritt und Einkauf statt. Zudem bestätigen 81 % der befragten Unternehmen, dass Kooperationen die Wettbewerbsfähigkeit stärken.

Zu einem ähnlichen Ergebnis kommt eine Studie des Zentralverbandes Gewerblicher

Kennzahl	Formel	Interpretation
Einkaufsstruktur nach Lieferanten	$$\frac{\text{Einkaufsmenge nach Lieferanten} \cdot 100}{\text{Gesamteinkaufsmenge}}$$	Diese Kennzahl gibt die Streuung bei den Lieferanten im Verhältnis zum Gesamteinkaufswert an. Auf diese Art und Weise kann eine ABC-Analyse der Lieferanten vorgenommen sowie eine mögliche (drohende) Abhängigkeit überprüft werden.
Einkaufsstruktur nach Warengruppen	$$\frac{\text{Einkaufsmenge nach Warengruppen} \cdot 100}{\text{Gesamteinkaufsmenge}}$$	Diese Kennzahl gibt die Streuung bei den Einkäufen an. Auf diese Art und Weise kann eine ABC-Analyse der Lieferanten bezüglich des Auftragswerts vorgenommen werden.
Rabattstruktur	$$\frac{\text{Einkäufe mit Rabatt} \cdot 100}{\text{Gesamteinkäufe}}$$	Antwort auf die Frage, wie hoch der Anteil der rabattierten Einkäufe im Verhältnis zu den gesamten Einkäufen ist, die die Praxis tätigt.
Skontostruktur	$$\frac{\text{Einkäufe mit Skonto} \cdot 100}{\text{Gesamteinkäufe}}$$	Antwort auf die Frage, wie hoch der Anteil der Einkäufe mit Skonto im Verhältnis zu den gesamten Einkäufen ist, die das Unternehmen tätigt.
durchschnittlicher Lagerbestand	$$\frac{\text{Zahl der Lagertage für eine Einheit}}{\text{Zahl der Tage des Abrechnungszeitraums}}$$	Diese Kennzahl gibt an, wie lange ein Produkt im Durchschnitt lagert, bevor es verkauft oder angewendet wird.
Umschlaghäufigkeit des Lagers	$$\frac{\text{Wareneinsatz (netto) (Euro)}}{\text{Durchschnittlicher Lagerbestand (Euro)}}$$	Diese Kennzahl gibt an, wie oft das Kapital, das durchschnittlich im Lager gebunden ist, im Laufe des Berichtszeitraums umgeschlagen wurde.

Tabelle 5.3: Kennzahlen im Beschaffungsmanagement

Verbundgruppen e. V. (ZGV) in Zusammenarbeit mit dem Centrum für Angewandte Wirtschaftsforschung der Universität Münster. Ziel dieser Untersuchung war es herauszufinden, ob sich die Mitgliedschaft auf die Risikosituation eines Unternehmens auswirkt. Hierzu wurden statistische Analysen unter Hinzuziehung des Creditreform Bonitätsindexes und der hauseigenen Bonitätseinstufung vorgenommen. Als Ergebnis der quantitativen Untersuchung ist festzuhalten, dass Verbundgruppenmitglieder tendenziell ein geringeres Risiko, gemessen durch den Creditreform-Bonitätsindex, aufweisen als strukturell vergleichbare nicht-kooperierende Unternehmen.

Der qualitative Teil des vorstehend genannten Forschungsprojektes bestand u. a. darin, diejenigen Kooperationsmerkmale herauszufinden, die zu einer tatsächlichen Risikoreduzierung des Unternehmens aufgrund der Verbundmitgliedschaft führen. In diesem Zusammenhang wurden sowohl die Verbundgruppenzentralen als auch die Mitgliedsunternehmen befragt.

Das Dienstleistungsspektrum der Verbundzentralen reicht dabei von der Verhandlung von Preisen über das Anbieten von Finanzdienstleistungen bis hin zur Zentralfakturierung. Dies bestätigt die Vermutung, dass bereits bestehende Verbundgruppen ihre ursprüngliche Funktion als reine Beschaffungskooperation erweitert haben.

Aus Sicht der Verbundgruppenmitglieder sind neben gemeinsamen Werbeaktionen und Betriebskonzepten auch betriebswirtschaftliche und unternehmensberatende Tätigkeiten von Bedeutung. Zu nennen sind in diesem Zusammenhang folgende Aspekte:

- Innovative Finanzierungsformen
- Warenwirtschaftssysteme
- Schulung BWL-Know-how
- Finanzwirtschaftliche Beratung
- Unterstützung bei Unternehmensplanung (Nachfolgeregelungen).

Im humanmedizinischen Bereich haben sich längst derartige Einkaufsgemeinschaften gebildet, die mittlerweile ernstzunehmende Gesprächspartner der Lieferfirmen sind. Inwieweit auch im veterinärmedizinischen Bereich Einkaufsgemeinschaften etabliert werden können, die über das gemeinsame Bestellen von zwei bis drei Nachbarpraxen hinausgehen, wird die Zukunft zeigen.

5.3 Mitarbeiterführung

Das Thema Personalführung steht bei einer Neugründung im Allgemeinen nicht im Vordergrund. Wächst die Praxis jedoch, so werden Personalinvestitionen notwendig. Anders verhält es sich bei der Praxisübernahme oder dem Einstieg in eine bereits bestehende Praxis. Während der Existenzgründer im Falle der Neugründung den Praxisbetrieb oftmals nur durch seine eigene Arbeitskraft und familiäre Unterstützung bewältigt, sind Praxismitarbeiter bei der Übernahme oder dem Einstieg in eine Tierarztpraxis häufig schon vorhanden. In den letztgenannten Fällen besitzt das Thema Personalführung einen anderen Stellenwert und stellt den Gründer als Arbeitgeber und Chef vor neue Anforderungen.

Eine Tierarztpraxis oder –klinik ist heutzutage oftmals mit einem hochqualifizierten Dienstleistungsunternehmen zu vergleichen. Damit hängt der Erfolg des Unternehmens Tierarztpraxis in hohem Maße von der Qualität und der Servicebereitschaft der Mitarbeiter ab. Erfolgreiche Tierarztpraxen haben engagierte und leistungsstarke Mitarbeiter und Mitarbeiterinnen, die ein hohes Maß an fachlicher, kommunikativer und sozialer Kompetenz aufweisen.

Für das harmonische Zusammenspiel von Praxisinhaber, Assistenztierärzten und Tierarzthelferinnen sind klare Regeln erforderlich. Als übergeordnetes Ziel ist die „Wohlfühlpraxis" zu verstehen, in der sich nicht nur die Patientenbesitzer sondern auch die Arbeitnehmer wohl fühlen. Spannend sind in diesem Zusammenhang Mitarbeiterbefragungen, die anhand von Praxisanalysen durchgeführt werden. Auf die Frage nach Alleinstellungsmerkmalen der eigenen Praxis im Vergleich zu anderen Tierarztpraxen werden neben dem fachlichen Knowhow und dem umfassenden Dienstleistungsspektrum häufig die Freundlichkeit und die eigene Servicebereitschaft genannt. Freundlichkeit und Servicebereitschaft besitzen jedoch nur in denjenigen Praxen einen hohen Stellenwert, in denen der interne Wohlfühlfaktor am Arbeitsplatz stimmt. Stimmt das Betriebsklima jedoch nicht, d. h. sind die Mitarbeiter frustriert oder reiben sich in Grabenkämpfen untereinander auf, bleiben auch die Freundlichkeit und die Servicebereitschaft auf der Strecke. Dies wirkt sich wiederum unmittelbar auf den die Patientenbesitzer betreffenden externen Wohlfühlfaktor aus. Es beginnt z. B. damit, dass Tierhalter am Empfang nicht mit einem Lächeln freundlich begrüßt und verabschiedet werden. Auch wenn die tierärztliche Leistung in solchen Fällen nicht zu beanstanden ist, wird sich der Tierhalter das Verhalten des Praxispersonals merken und im günstigsten Fall den Praxisinhaber darauf ansprechen oder im ungünstigen Fall ohne die Angabe von Gründen eine andere Praxis aufsuchen.

Nicht zuletzt aus diesen Gründen sollte sich der Existenzgründer intensiv mit der Auswahl des Personals, mit dessen Motivation, Führung und Vergütung sowie der Gestaltung der Arbeitsbedingungen einschließlich der Arbeitszeit beschäftigen. Um die Kunden von Beginn an zu begeistern und zufrieden zu stellen, sind Mitarbeiter erforderlich, die aufgrund ihrer Motivation und Qualifikation in der Lage sind, die gewünschten Leistungen mit dem richtigen Service zu erbringen.

Entscheidenden Einfluss besitzt der Existenzgründer in seiner Funktion als Führungskraft, die zur Entwicklung einer eindeutig definierten Unternehmenskultur und Aufrechterhaltung eines angenehmen Betriebsklimas verantwortlich ist. Viele Konflikte und atmosphärische Störungen sind auf mitunter eklatante Führungsschwächen des Inhabers zurückzuführen. Besonders interessante Stilblüten sind zu beobachten, wenn der Praxisinhaber prinzipiell keine Menschen mag und die Kommunikation größtenteils über die mitarbeitende Ehefrau erfolgt. Viel häufiger kommt es jedoch vor, dass der Stress im Tagesgeschäft so groß ist, dass das Thema Personalführung und –entwicklung extrem stiefmütterlich behandelt wird und Gespräche mitunter nur „zwischen Tür und Angel" stattfinden. Vielfach werden Praxisinhaber erst dann sensibilisiert, wenn es zu offensichtlichen Konflikten kommt oder Mitarbeiter bereits innerlich gekündigt haben.

Über die wesentlichen Komponenten und Erfordernisse der Personalführung sollte sich auch der Existenzgründer Gedanken machen. Hilfreich sind möglicherweise auch die Erfahrungen, die als angestellter Assistenztierarzt gemacht wurden und die oftmals mitverantwortlich für den Schritt in die Selbstständigkeit sind.

Ein wichtiger Punkt der Personalführung ist die **Delegierung** von Aufgaben. Delegierung bedeutet die Übertragung von Aufgaben auf die Mitarbeiter der Praxis. Zielsetzung ist die Entlastung des Praxisinhabers von Routineaufgaben, die vom Praxisteam ebenso gut oder sogar noch besser erledigt werden können. Der dadurch entstehende Zeitgewinn kann für die eigentliche tierärztliche Tätigkeit oder aber für Managementaufgaben genutzt werden. Inwieweit Aufgaben übertragen werden können, hängt davon ab, wie sie beschrieben und abgegrenzt werden können und ob hierfür geeignete Mitarbeiter zur Verfügung stehen. Mit der Delegation von Aufgaben werden gleichzeitig bestimmte Zuständigkeiten und Befugnisse übertragen, die das Verantwortungsgefühl und den Erfolg der Mitarbeiter stärken können. Dies ist jedoch nur dann der Fall, wenn die Aufgaben tatsächlich erfüllt werden können und die Zuständigkeiten und Kompetenzen gegenüber dem gesamten Praxisteam kommuniziert werden. Ist ein Mitarbeiter mit den ihm übertragenen Aufgaben überfordert oder muss er

sich mit den Anfeindungen von Kollegen auseinandersetzen, wirkt sich die Aufgaben-
delegation kontraproduktiv auf die Motivation der einzelnen Mitarbeiter und das gesamte
Betriebsklima aus.

Delegierung erfordert Zielvorgaben und Vertrauen. Innerhalb bestimmter Grenzen hat
der Mitarbeiter einen Entscheidungsspielraum, um die gesetzten Ziele in Eigenverantwortung zu erreichen und selbst Lösungen für die im Alltagsgeschehen auftretenden Probleme
zu erarbeiten.

Zudem spielt die **Motivation** der Mitarbeiter eine entscheidende Rolle. Resignierte und
negativ motivierte Mitarbeiter machen Dienst nach Vorschrift oder hassen sogar ihre Arbeit.
Oftmals sind solche Mitarbeiter sehr unglücklich und lassen es auch die Kollegen wissen, so
dass sich hieraus eine latent vorhandene Ansteckungsgefahr ergibt. Um derartigen
Entwicklungen vorzubeugen, gilt es, die Bedürfnisse der Mitarbeiter zu erkennen, zu berücksichtigen und mit den Erfordernissen der Praxis in Einklang zu bringen.

Es gibt unterschiedliche Motivationstypen. Grundsätzlich lassen sich intrinsische und
extrinsische Motivation unterscheiden. Intrinsische Helferinnen arbeiten beispielsweise aus
der inneren Motivation heraus, dass es ihnen prinzipiell Spaß macht, mit Tieren zu arbeiten, und sind grundsätzlich bereit, Neues zu lernen. Dagegen benötigen extrinsisch motivierte Mitarbeiter äußere Anreize wie z. B. das Gehalt oder Prämienzahlungen, um
Aktivitäten zu entfalten. Hieraus ergibt sich die Notwendigkeit jeden Mitarbeiter anders zu
motivieren. Häufig werden ein Lob oder ein einfaches „Danke" vermisst, obwohl Lob und
Anerkennung ein ganz entscheidender Motivationsfaktor sind und weder ein großes Budget
noch großen Zeitaufwand in Anspruch nehmen. Mangelnde Anerkennung und Belobi-
gungen sind oftmals auf das eigene Anspruchsdenken des Tierarztes zurückzuführen, der
an sich selbst eine sehr hohe Erwartungshaltung hat und deren Erfüllung als selbstverständ-
lich angesehen wird. Demzufolge überträgt er diese Selbstverständlichkeit auf den Umgang
mit den Arbeitnehmern der Praxis. Eine Killerbemerkung in diesem Zusammenhang ist der
Hinweis darauf, dass man genauso viel Stress und Druck hat wie alle anderen in der Praxis
auch. In diesem Zusammenhang vergleicht sich der unternehmerisch tätige Tierarzt beispielsweise mit einer Helferin, die u. U. den gleichen Arbeitseinsatz erbringt, jedoch deutlich geringer für ihr Engagement entlohnt wird.

Bedingt durch Stress und Hektik in der Praxis lassen sich hin und wieder **Konflikte** nicht
vermeiden und insofern sind diese ein normaler Bestandteil des Arbeitslebens. In solchen
Fällen ist ein konstruktiver und bewusster Umgang mit Konflikten erforderlich. Meistens
werden die Alltagskonflikte auf völlig unspektakuläre Art und Weise beigelegt. Andererseits
können Konflikte jedoch zu einem heftigen Streit eskalieren und zu schwerwiegenden kom-
munikativen Störungen in der Praxis führen. Zur Beilegung von unterschwelligen oder offen-
kundigen Konflikten ist ein entsprechendes Konfliktmanagement gefragt. Dies betrifft
gleichermaßen die Konflikte zwischen dem Praxisinhaber und den Arbeitnehmern sowie die
Konflikte zwischen den Mitarbeitern untereinander. Der erste Schritt ist die Erhebung des
Ist-Zustandes, der von einer Ursachenanalyse gefolgt wird. Schlussendlich müssen Lösungen
erarbeitet werden, die bestenfalls von allen beteiligten Parteien akzeptiert werden.

5.4 Coaching

Mit dem Beginn der Selbständigkeit wird der Existenzgründer mit vielen neuen Aufgaben und Herausforderungen konfrontiert. Im Allgemeinen sollte davon auszugehen sein, dass die fachliche Seite der tierärztlichen Berufsausübung vom Existenzgründer beherrscht wird. Insbesondere die betriebswirtschaftlichen Erfordernisse stellen für den Gründer i. d. R. Neuland dar. Aus diesem Grund wird die betriebswirtschaftliche Seite der Praxisführung häufig als notwendiges Übel betrachtet, welches bei der Ausübung des Tierarztberufs eher hinderlich ist.

Das Gründercoaching ist als zielorientierte Maßnahme zu verstehen, bei der konkrete betriebliche Probleme der Tierarztpraxis und die damit verbundenen persönlichen Schwierigkeiten des Gründers identifiziert und aufgearbeitet werden. Ziel des Coachings ist der Erwerb, die Verbesserung und Verankerung von beruflichen Schlüsselqualifikationen, um die Wettbewerbsfähigkeit der Praxis nachhaltig zu sichern.

Die Aufgaben des Beraters fokussieren sich auf das Erkennen, Aktivieren und die Erweiterung notwendiger Ressourcen und Fähigkeiten. Dementsprechend sind die Beratungsinhalte zu definieren und an den individuellen Bedürfnissen des Gründers bzw. der Praxis auszurichten.

Hierunter sind Maßnahmen zu verstehen, die den frisch gebackenen Praxisinhaber bei der Wahrnehmung seiner Aufgaben unterstützen und damit den Start in die unternehmerische Selbständigkeit zu erleichtern.

Hierbei kommt es auf eine unternehmensberatende Tätigkeit an, die die Besonderheiten einer Tierarztpraxis und auch die Unterschiede zwischen einer Kleintier-, Nutztier-, Pferde- oder Gemischtpraxis berücksichtigt. Das Gründercoaching kann folgende Bereiche umfassen:

▸ Erarbeitung eines Controllingsystems
▸ Implementierung eines Controllingsystems
▸ Quartalsbesprechungen und Interpretation der betriebswirtschaftlichen Ergebnisse anhand von Soll-Ist-Vergleichen
▸ Internes und externes Benchmarking, d. h. Lernen von den Besten
▸ Vorbereitung und Durchführung von Mitarbeiter- und Teambesprechungen als Mediator
▸ Vorbereitung und Durchführung von Marketingmaßnahmen.

Die vorstehend genannten Maßnahmen umfassen i. d. R. einen Zeitraum von mindestens einem Jahr. In dieser Zeit ist die intensive Zusammenarbeit von Gründer und Unternehmensberater bzw. Coach sinnvoll. In dieser Zeit sollte der Existenzgründer die notwendigen Fähigkeiten verbessert, erworben und verinnerlicht haben, um nach Beendigung der Coaching-Maßnahmen über die erforderlichen Fähigkeiten zur eigenständigen Praxisführung zu verfügen.

Um die Inanspruchnahme spezialisierter Berater bezahlen zu können, gibt es staatliche Unterstützung. Neben den staatlichen Fördermöglichkeiten im Rahmen der Existenzgründung existieren Förderprogramme, die sich auf die beratende Unterstützung der Gründer in der Nachgründungsphase beziehen.

Fördermittel werden sowohl auf Bundes- als auch auf Landesebene zur Verfügung gestellt. Auf Bundesebene werden beispielsweise Existenzaufbauberatungen bestehender Unternehmen zu allen wirtschaftlichen, technischen, finanziellen und organisatorischen Problemen der Unternehmensführung und der Anpassung an neue Wettbewerbsbedingungen gefördert. Es werden Unternehmen gefördert, die zum Zeitpunkt der Förderung nicht älter als drei Jahre sind. Die Höhe des Zuschusses beträgt 50 % der Beratungskosten jedoch maximal 1.500,00 €. Dieses Förderprogramm ist mit dem Förderprogramm zu Existenzgründungsberatungen kombinierbar, so dass neben den Zuschüssen für die Existenzgründungsberatung weitere Zuschüsse für die Existenzaufbauberatung in Anspruch genommen werden können. Die Antragstellung erfolgt über die Leitstelle für Gewerbefördermittel in Köln und die Bewilligung der Fördergelder erfolgt durch das Bundesamt für Ausfuhr- und Wirtschaftskontrolle (BAFA).

Auf Bundes- und Landesebene wird seit dem 01. Oktober 2007 das „Gründercoaching Deutschland" (GCD) angeboten. Mit Einführung dieser Programmrichtlinie, die aus Mitteln des Europäischen Sozialfonds (ESF) bezuschusst wird, wurde das bisherige KfW-Gründercoaching eingestellt. Dieses Coachingprogramm soll zunächst bis zum Jahre 2013 befristet sein. Das Gründercoaching Deutschland richtet sich an bereits gegründete Unternehmen bis zum fünften Jahr ihres Bestehens. Unternehmen in den alten Bundesländern erhalten 50 %, Unternehmen in den neuen Bundesländern 75 % des förderfähigen Tageshonorars von 800,00 €.

Ebenfalls 75 % erhalten Unternehmen mit Sitz in so genanntem „Phasing-out" Regionen (Südwest-Brandenburg, Regierungsbezirke Lüneburg, Leipzig und Halle). Beratertagessätze und Anzahl der Tagewerke sind frei verhandelbar, der max. Vertragswert (Bemessungsgrundlage) darf jedoch 6.000,00 € nicht überschreiten. Die max. Zuschusshöhe pro Tag beträgt 400,00 bzw. 600,00 €. Förderfähig sind Coaching- und Beratungsmaßnahmen zu allen wirtschaftlichen, finanziellen und organisatorischen Fragen eines Unternehmens, die innerhalb eines Jahres nach Zusage abgeschlossen und abgerechnet sind.

Beratung in der Nachgründungsphase auf Landesebene wird in Bayern beispielsweise über das Institut für freie Berufe gefördert. Zuschüsse können Existenzgründer und Betriebsübernehmer in freien Berufen erhalten, die bestimmte Voraussetzungen erfüllen. So muss z. B. der Hauptsitz im Freistaat Bayern liegen und das Gründungs- bzw. Übernahmendatum darf nicht länger als drei Jahre zurückliegen.

Um Zuschüsse zu Beratungsleistungen in der Aufbauphase zu erhalten, sollten die verschiedenen Förderprogramme hinsichtlich ihrer Voraussetzungen miteinander verglichen werden. Es ergeben sich verschiedene Zugangsvoraussetzungen wie beispielsweise das Alter oder der Standort eines Unternehmens, die es zu prüfen gilt. Ebenso ist zu prüfen, ob ein Zuschussantrag bereits vor Durchführung der Beratungsmaßnahmen gestellt werden muss. Im Allgemeinen gilt, dass kein rechtlicher Anspruch auf Fördergelder besteht, d. h. läuft ein Förderprogramm aus oder ist der entsprechende Fördertopf leer, findet eine finanzielle Unterstützung nicht satt.

Unter der Prämisse, Parallelangebote und Programmüberschneidungen abzubauen wird das Fördermittelangebot im kommenden Jahr komplett neu strukturiert. In diesem Zusammenhang soll auch bei der Gründungsberatung eine klare Aufagbentrennung geschaffen werden.

Für Beratungen in der Vorgründungsphase werden in Zukunft ausschließlich die Länder zuständig sein. Das Gründercoaching für Unternehmen nach der eigentlichen Gründung wird ausschließlich von der KfW Mittelstandsbank angeboten. Das Bundesamt für Wirtschaft und Ausfuhrkontrolle, zuständig für das Beratungsförderungsprogramm des Bundes, wird sich bis Mitte 2008 aus der Förderung von Existenzgründungsberatungen zurückziehen.

Neben den Änderungen der Zuständigkeiten und der Antragsformalitäten werden auch die Förderhöchstbeträge erheblich verbessert.

Checkliste Existenzgründung

1. Fachliche und persönliche Voraussetzungen klären
   ▹ Identifikation von persönlichen und fachlichen Stärken
   ▹ Identifikation von persönlichen und fachlichen Schwächen

2. Informationsquellen identifizieren

3. Informationen beschaffen
   ▹ Marktanalyse
   ▹ Standortanalyse
   ▹ Wettbewerbsanalyse

4. Beraterauswahl
   ▹ Unternehmensberater/Gutachter zur Praxisbewertung
   ▹ Steuerberater
   ▹ Rechtsanwalt/Notar
   ▹ Versicherungsmakler/Versicherungsvermittler

5. Investitionsbedarf ermitteln
   ▹ Neugründung
   ▹ Praxisübernahme (ggf. Praxiswertgutachten/Praxisanalyse)
   ▹ Kauf eines Praxisanteils (ggf. Praxiswertgutachten/Praxisanalyse)

6. Fördermittel recherchieren

7. Finanzierungskonzept erarbeiten

8. Liquiditätsplanung
   ▹ Praxis: Zeitraum 1 Jahr
   ▹ Privat: Private Finanzplanung

9. Rentabilitätsrechnung (Zeitraum 3 Jahre)
   ▹ Umsatzvorausschau
   ▹ Gewinnvorausschau

10. Formulierung des Businessplans
    ▹ Anlagen: Lebenslauf, Approbationsurkunde, Promotionsurkunde, Fort- und Weiterbildungsverzeichnis

11. Bankgespräche vorbereiten
  ▹ Erstellung der privaten Einnahmen- und Ausgabenrechnung (Monatsbasis)
  ▹ Erstellung der privaten Vermögensbilanz (stichtagsbezogen)

12. Bankgespräche durchführen

13. Vertragsabschlüsse
  ▹ Kreditvertrag zur Praxisfinanzierung
  ▹ Miet- oder Kaufvertrag für die Praxisimmobilie
  ▹ Kauf von Einrichtung, Geräten, Apothekenbestand, Verbrauchsmaterial, Praxisverwaltungssoftware
  ▹ Abschluss von Leasingverträgen
  ▹ Arbeitsverträge
  ▹ Versicherungsverträge für die Praxis
  ▹ Versicherungsverträge im Privatbereich

14. Formalitäten
  ▹ Anmeldung bei der Bundestierärztekammer
  ▹ Anmeldung beim Finanzamt
  ▹ Anmeldung der Apotheke
  ▹ Anmeldung der Röntgengeräte

15. Praxismarketing
  ▹ Marketing und PR vorbereiten
  ▹ Eröffnung planen

16. Eröffnung der Praxis

17. Buchführung in Abstimmung mit dem Steuerberater

18. Coaching
  ▹ Datenerfassung
  ▹ Datenaufbereitung
  ▹ Interpretation der Ergebnisse
  ▹ Praxisführung/Praxiscontrolling/Benchmarking